【五脏中医保健治未病系列】

肺病

保健一本通

主编 黄政德 李鑫辉

U0346598

中国中医药出版社
·北京·

图书在版编目（CIP）数据

肺病保健一本通 / 黄政德，李鑫辉主编 .—北京：中国中医药出版社，
2019.7

（五脏中医保健治未病系列）

ISBN 978 – 7 – 5132 – 5530 – 1

Ⅰ .①肺⋯　Ⅱ .①黄⋯ ②李⋯　Ⅲ .①肺病（中医）—中医疗法

Ⅳ .① R256.1

中国版本图书馆 CIP 数据核字（2019）第 060369 号

中国中医药出版社出版

北京经济技术开发区科创十三街 31 号院二区 8 号楼

邮政编码　100176

传真　010–64405750

河北省武强县画业有限责任公司印刷

各地新华书店经销

开本 710×1000　1/16　印张 15　字数 212 千字

2019 年 7 月第 1 版　2019 年 7 月第 1 次印刷

书号　ISBN 978 – 7 – 5132 – 5530 – 1

定价　62.00 元

网址　www.cptcm.com

社 长 热 线　010–64405720

购 书 热 线　010–89535836

维 权 打 假　010–64405753

微信服务号　zgzyycbs

微商城网址　https://kdt.im/LIdUGr

官 方 微 博　http://e.weibo.com/cptcm

天猫旗舰店网址　https://zgzyycbs.tmall.com

如有印装质量问题请与本社出版部联系（010–64405510）

《肺病保健一本通》编委会

前言

　　近年来，随着社会环境和人们生活环境的不断变化，呼吸系统疾病的发病率日益升高，其中支气管哮喘、慢性阻塞性肺疾病、肺癌、肺结核的发病率呈持续上升趋势，各大医院呼吸科就诊率居高不下，一些地区还曾出现传染性病毒性肺炎的流行。据统计，呼吸系统疾病（不包括肺癌）在我国城市的死亡病因中排第四位，在农村排第三位。因此，提高对呼吸系统疾病的认识，加强对该类疾病的防治与保健，对国民健康具有重要意义。

　　肺病，是多种呼吸系统疾病的合称，其病变涉及鼻、咽、气管、支气管、肺及胸腔。轻者表现为喷嚏、流涕、咽痛、咳嗽、胸痛等；重者可影响呼吸，导致呼吸困难、缺氧，甚至呼吸衰竭而致死。中医学认为，"肺主气，司呼吸"，《素问·灵兰秘典论》曰："肺者，相傅之官，治节出焉。"所谓相傅，即宰相；治节即节制与调理。五脏之肺作为相傅之官，功能为协助君主、节制均衡天下，即肺以助心，起宣发和肃降的作用。肺朝百脉，肺的宣发功能正常，则百脉通顺；肺主行水，肺的肃降功能良好，则水液运行通畅。肺为五脏六腑之华盖，主一身之气。因此，肺的功能正常有助于其他脏腑的高效运作。

　　本书是五脏中医保健治未病系列之一，以防病为重，从专业的角度，以科普的方式介绍了常见肺病的未病先防与既病防变的相关内容。本书分三章论述。第一章从肺病的概述、中医防治方法、食养及药治概述、肺与五脏之间的关系，以及四季养肺等方面对肺病做了总体介绍；第二章从肺病的预防、常见症状、诊断、治疗，以及饮食、起居、运动等方面的保健方法入手，对常见肺系病证的防与治做了系统的阐述；第三章是本书的重点内容，具体介绍了8种常见的肺部疾病，涉及疾病的概念、未病期的预防原则和方法、早期预警，以及既病期的诊断依据、常用检查、治疗原则、西医治疗、中医辨证论治、中成药及非药物治疗等内容。本书所介绍的中医防治保健方法包括中药饮片、中成药、饮食、针灸、导引、运动、推拿、穴位贴敷、精神调摄等，此外还介绍了一些行之有效的单方、验方。这些方法简单易行，适合日常生活中运用。

　　本书适合大众阅读。读者能够通过本书对自身或出现类似病证的其他患者进行正确的健康指导，选择适宜的治疗，并进行及时有效的调理与防护，有利于呼吸系统疾病的康复。

黄政德、李鑫辉
2019 年 4 月

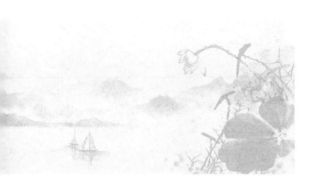

第一章 肺病与肺病的中医防治

◎ 什么是肺病

肺病是指在外感或内伤等因素影响下，肺脏功能失调的一类病证，是肺系疾病的统称。

◎ 肺病好发年龄及发病特点

肺病多发于儿童及年老体弱者，四季皆可发病，而多发于冷热交替之时和冬秋两季。

肺为娇脏，之所以娇嫩，一方面是由于肺为清虚之体，开窍于鼻，外合皮毛，外界邪气常直接伤及于肺，使之功能失常；另一方面，肺为五脏之华盖，凡其他脏腑有病变，其气多上熏于肺，导致肺病出现，产生咳喘等症状，故《素问·咳论》说："五脏六腑皆令人咳，非独肺也。"肺虽在五行属金，反不如肝木刚强，寒邪能伤肺之阳气，热邪能伤肺之阴液，因而产生多种肺的病变。

肺病对于小儿之症，可从小儿呼吸系统解剖生理特点与免疫功能来分析：一是从生理特点这个维度来看，小儿呼吸道短而且比较狭窄，黏膜薄嫩，含有丰富的血管和淋巴管，支气管黏膜纤毛运动较差，肺内含血量多，含气量少；二是从免疫功能这个维度来看，小儿的免疫功能尚未发育完善，尤其是呼吸道分泌型 IgA 相对较少，若调护失宜或外邪入侵，可导致肺失宣肃，一般容易出现发热、咳嗽、咳痰、胸闷、气促等症状，发生感冒、肺炎喘嗽、哮喘等肺系疾病。

关注肺健康，从生活开始。肺病的影响表现在患者日常生活的方方面面，并会对其生活造成诸多不便，因此，大家需要正确了解肺病的相关知识，关注肺病的诊治，重视身体的调节，对导致肺病的潜在病因，要给予科学的排查、及时的诊断，防止肺病对机体造成不可避免的损伤。

◎ 肺的结构小常识

肺为呼吸系统最重要的器官，也是进行气体交换的场所。肺位于胸腔，左右各一，肺有分叶，左二右三，形态近似圆锥，具有一尖（肺尖）、一底（肺底）、两面（肋面、膈面）、三缘（前缘、后缘、下缘）。肺经肺系（气管、支气管等）与喉、鼻相连，所以有"喉为肺之门户，鼻为肺之外窍"的说法。肺的主要生理机能为主气司呼吸、主行水、朝百脉、主治节，肺气以宣发肃降为基本运行方式。左、右主支气管在肺门处首先分出肺叶支气管，肺叶支气管入肺后再分为肺段支气管，形似树枝，以后反复分支，并且越分越细，被称为支气管树，最后连于肺泡。各支气管类似于大树的根茎，在支气管管道壁正常、管道内通畅无异物、管道输送推送有力等条件下进行气体交换。正是这个庞大的支气管树保障了机体呼吸运动的正常运行。

◎ 肺病病因

肺为五脏之华盖，其位最高，外合皮毛，贼邪来犯，首当其冲。肺为娇脏，不耐寒热，又为清肃之脏，不容异物，故外感和内伤因素都易损伤肺脏而引起病变。肺主气、司呼吸，故肺病多以气机升降失常的证候为主。

肺脏病证由外邪侵袭，或痰饮内聚，或肺气、肺阴不足所致，亦可因其他脏腑、血脉病证传变而致。《素问·脏气法时论》云："肺病者，喘咳逆气，肩背痛，汗出，尻阴股膝髀腨胻足皆痛。虚则少气，不能报息，耳聋，嗌干。"又《太平圣惠方·治肺实泻肺诸方》云："夫肺实则生热，热则阳气盛，阳气盛则胸膈烦满，口赤鼻张，饮水无度，上气咳逆，咽中不利，体背生疮，尻阴股膝踹胫足皆痛，诊其脉滑实者，是脉实之候也。"

◉ 肺病病机

肺病的基本病机是由于感受外邪或痰浊等导致邪气壅阻，肺失宣肃，或劳倦久病等导致肺气阴亏虚，肺不主气。因肺失宣肃，故常见咳嗽、喘息等；因肺不主气，故常见短气、自汗、易感冒等；肺朝百脉，助心主治节，因肺气失调，不朝百脉，可引起心血的运行不利，而发为心悸、胸闷、唇甲紫暗等；肺能通调水道，因肺失宣肃，通调失职，可引起水肿、小便不利等。

◉ 肺病的"魔鬼时间"您知道吗

时间医学这个概念对于中国人来讲是个新名词，但不该是新内容，因为我国古代医学巨著《黄帝内经》和《伤寒论》中早已有时间医学的理论。古人所谓"天人相应"等理论其实就是时间医学的理论基础。时间医学与西医学也有许多吻合点。如有学者研究发现，某些与疼痛有关的基因，在某一时刻可出现较多的表达。他们发现了这一规律，并将它运用于临床。时间医学一方面研究时间与人体生理变化的关系，另一方面研究时间与人体病理变化的关系。时间生理，既人在一年四季中的情绪和身体的变化，昼夜之间激素水平的变化，人体的免疫功能随季节、昼夜所发生的变化等。有些疾病总是集中在一年中的某季或某月，集中在一月中的某旬或某日，集中在一日中的昼、夜或某时发生；有些药物对疾病的治疗作用总是在某个时间段效果好一些；有些疾病的患者总是在某个季节或某个时辰病死率高一些。这就是时间病理学的研究范畴，而时间病理学的基础是时间生理学。

西医学研究表明，不少疾病的发生与恶化具有明显的时间特点，在某些时间段，人容易被病魔击倒，该时间段也被称为"魔鬼时间"。因此，"魔鬼时间"的疾病预防比其他时间段更加关键。对于肺病而言，其"魔鬼时间"可细分如下：

人们常言"一日之计在于晨"，从身体机能表现来看，人在一天中的第一个"魔鬼时间"就是在清晨的梦醒时分，清晨（黎明6～9时）易发的一些潜在疾患，例如支气管炎、肺气肿、哮喘乃至癌症等，可能就在身体内蠢蠢欲动。一天中的另一个"魔鬼时间"是在傍晚以后，此时，心脏病发病率升高。相比而言，较之傍晚，黎明时分的危险程度更高，因为此时人体血压、体温变低，血液流动缓慢，血液较浓稠，肌肉松弛。对于有肺病或者需要防范肺病的人来说，应该重视一天之中人的两个"魔鬼时间"，对肺部的即时感受可进行记录，以方便诊断和治疗。

一年中，又有两个"魔鬼时间"，即最热的夏季和最冷的冬春季。一般说来，气温升至35℃以上，尤其是外部温度高于人体正常温度时，可对人体健康构成威胁。而冬春季节的寒潮是继酷暑之后的又一"杀手"。对生命而言，一年中最危险的月份为12月。调查表明，该月份死亡人数居全年各月之首。据分析，这与气候寒冷、环境萧瑟，人到岁末年关精神易紧张、情绪易波动，抵抗力下降、新陈代谢低等有关。此时，一些慢性病常会加重或病情变化大。值得一提的是，史学家通过考证发现，明朝、清朝的二十几位皇帝90%死于最热的7、8两月和最冷的腊月、正月，这正是对以上规律的印证。

◎ 何谓吸气性三凹征

吸气性三凹征是指吸气时胸骨上窝、锁骨上窝、肋间隙出现明显凹陷，是由于上部气道部分梗阻所致的吸气性呼吸困难，常见于气管异物、喉水肿、白喉等。

人的胸廓由肋骨和胸骨围成，肋骨之间有肋间内、外肌，膈肌也参与围成胸腔。当人吸气时，肋间肌和膈肌收缩，胸廓上升，膈肌下移，胸腔体积扩大，形成负压，外界空气在大气压作用下通过通畅的气道进入肺泡内。反之，当这些肌肉舒张，胸廓回缩时，气体被挤压出体外。

◎ 正常呼吸、心率是多少

呼吸、心率过快或过慢都属于异常，发现明显异常时可到医院就诊，排除由于某种疾病造成的呼吸心率过快或过慢。下表为安静状态下各年龄人群的呼吸、脉搏（表 1-1）。

表 1-1　安静状态下各年龄人群的呼吸、脉搏

年龄	呼吸（次/分）	心率（次/分）
新生儿	40 ~ 45	120 ~ 140
< 1 岁	30 ~ 40	110 ~ 130
1 ~ 3 岁	25 ~ 30	100 ~ 120
4 ~ 7 岁	20 ~ 25	80 ~ 100
8 ~ 14 岁	18 ~ 20	70 ~ 90
成人	16 ~ 20	60 ~ 90

◉ 肺病常见证候有哪些

1. 肺气亏虚

主要症状：声音低怯，倦怠懒言，面色少华，恶风形寒，或有自汗，若咳嗽则咳而无力，痰多清稀。舌淡苔白，脉虚弱。

治法：补益肺气。

2. 阴津亏耗

主要症状：干咳少痰，或见痰中带血，声音嘶哑，午后颧红，潮热盗汗，形体消瘦。舌质红，苔少，脉细数。

治法：滋阴润肺。

3. 寒邪犯肺

主要症状：咳嗽痰稀薄，鼻塞流清涕，恶寒发热，头身痛楚，无汗。苔薄白，脉浮紧。

治法：温肺散寒。

4. 邪热乘肺

主要症状：咳嗽，痰黄或黄白相见，痰不甚黏稠，痰量一般不多，或有鼻塞流黄涕，或恶风身热，咽喉疼痛。苔薄黄，脉浮数。

治法：清泄肺热。

5. 痰浊阻肺

主要症状：咳嗽，痰多黏稠，色白或灰白，胸满憋闷，气息急促，喉中痰鸣有声，甚至倚息不能平卧。苔白厚腻，脉弦滑或濡滑。

治法：化痰降逆。

第二节 肺病的中医防治方法

◉ 形神兼养防肺病

"未病先防，既病防变，已愈防复，延年益寿"已经成为养生的目标，归根结底就是提倡养生。养生可分为养形与养神。

养形用《黄帝内经》的原文来概括就是要做到"虚邪贼风，避之有时"和"饮食有节，起居有常，不妄作劳"，节欲保精。

1. 虚邪贼风，避之有时

所谓虚邪贼风，就是指一切不正常的气候变化和对人体有害的外界致病因素；避之有时则是指对外界的致病因素、四时不正常的气候都要及时避开，保持心情愉悦，排除杂念妄想，使真气顺畅、精神内守，则病无从来。要做到这一点，则需顺应四时变化，做到四时养生。"顺"，有顺承、顺从的意思；"四时"即四季。四时养生，就是指按照一年四季气候阴阳变化的规律和特点进行调养、规避，从而达到养生和延年益寿的目的。

以上所说的既重视调养"精、气、神"又积极防御外来邪气的认识，是中医学预防保健的核心思想。

2. 饮食有节，起居有常，不妄作劳

此为起居养生法，是人们在日常生活中遵循传统的养生原则，合理地安排饮食起居，从而达到健康长寿目的的方法。

（1）食饮养生

1）冬季养肺饮食要点

寒冷的冬天，除了加强体育锻炼、多穿衣服外，日常如能多吃些御寒食物也可以提高机体的抗寒能力。生活中常见的御寒食物主要包括肉类和根茎类食物，另外，辛辣和含碘食物亦有御寒之功。

肉类：以狗肉、羊肉、牛肉、鹿肉的御寒效果为佳，具有益肾壮阳、温中暖下、补气活血之效，可使阳虚之体代谢加快，内分泌功能增强，从而达到御寒作用。

根茎类：医学研究发现，人怕冷与机体无机盐缺乏有关。藕、胡萝卜、百合、山芋、青菜、大白菜等含有丰富的无机盐，可起到御寒作用。

辛辣食物：辣椒含有辣椒素，生姜含有芳香性挥发油，胡椒含胡椒碱。进食辛辣食物可以祛风散寒，促进血液循环，升高体温。

含碘食物：海带、紫菜、海盐、发菜、海蜇、蛤蜊、大白菜、菠菜、玉米等含碘食物可以促进具有生热效应的甲状腺激素分泌。

2）秋季养肺饮食要点

秋季养肺宜滋阴润肺以防燥。减辛增酸，以养肝气，以肝补脾，宜食梨、苹果、香蕉、柚子、柑橘、石榴、柿子、柠檬、萝卜、冬瓜、丝瓜、黄瓜、莲藕、百合、山楂、蜂蜜等，含水分较多的食物甘淡滋润，可养脾利肺、生津润燥，防治干咳、咽干、便秘、毛发枯槁等秋燥津亏病证；忌食苦味蔬菜，"多食苦，则皮槁而毛拔"，苦性燥，易内火亢盛、伤津耗气；忌辛辣的葱、姜、蒜、辣椒、洋葱等。

3）饭后七戒

一戒吸烟；

二戒马上吃水果；

三戒放松裤腰带；

四戒立即喝茶；

五戒百步走；

六戒立即洗澡；

七戒立即睡觉。

4）健康早餐新概念

7点至8点是早餐的最佳时期。早餐前喝一杯温开水。早餐宜选择的食物：富含优质蛋白质的食物，如鸡蛋、牛奶、香肠、豆浆等；富含维生素C的食物，如果汁、蔬菜、水果等；主食，如面包、馒头、花卷等；富含水分的液体食物，如米粥、牛奶、豆浆、果汁等；开胃、增加食欲的食物，如果汁、番茄汁、酱菜等。

注意：早食冷食损健康；边走边吃要做到细嚼慢咽是不可能的，而且走路的时候血液无法充分运输到胃，不能帮助胃蠕动消化，容易造成消化不良。

（2）起居养生

1）日常起居六忌

一忌清晨吸烟。早上醒来，身体新陈代谢还未恢复到正常水平，呼吸频率慢，二氧化碳蓄积较多，如果这时吸烟会使支气管受到刺激而导致痉挛，使二氧化碳排出受阻，从而产生气闷、头晕、乏力等症状。

二忌空腹喝奶。牛奶中的蛋白质经过胃肠与小肠消化成氨基酸才能在小肠被吸收，而空腹喝奶时胃排空很快，蛋白质还来不及被吸收即排到大肠，不但造成营养的浪费，而且蛋白质还会在大肠内腐败成有毒物质。

三忌如厕看报。许多人习惯拿上一份报纸或一本书，一蹲就是半小时。人的神经中枢参与排便过程，如厕看报会使排便意识受到抑制，减弱了直肠对粪便刺激敏感性，久而久之会引起便秘。

四忌室内养鸟。鸟粪中有鹦鹉病毒、岛型结核杆菌及寄螨，鸟粪被鸟踏碎以后，病毒与病菌便飞扬到空气中，这对室内的空气环境很不利。若人体长期吸入，会诱发呼吸道黏膜充血、咳嗽、痰多、发热等症状，严重者还会出现肺炎与休克。

五忌洗澡时间过长。洗澡时，热水产生出大量的水蒸气，附在水中的有毒物质如三氯乙烯、三氯甲烷等可分别被蒸发 80%、50% 以上。有些有毒物质随蒸发而被身体部分吸收，进入血液循环系统，危害健康。另外，在较热的水中洗澡时间过长，对心脏亦有影响。

六忌睡觉窗户禁闭。人入睡后，每分钟要吸入 300mL 氧气呼出 250mL 二氧化碳。如果门窗禁闭，密不透风，不超过 3 小时，室内二氧化碳量会增加 3 倍以上，空气中细菌、尘埃等有害物质也会成倍增加。因此，睡觉时应留窗缝，以便让室外新鲜空气流入，室内二氧化碳及时排出。

2）冬春季节起居要诀

①保健三法

温水刷牙：人的牙齿在 35 ~ 36.5℃ 的口腔温度下能进行正常的新陈代谢。若经常给牙齿以骤冷骤热的刺激，长久会引起牙髓出血和痉挛，甚至导致牙周炎、牙龈炎等病证。因此用 35℃ 左右的温水含漱，有利牙齿健康，也利于清除齿缝内的食物残渣和细菌，达到护牙洁齿、减少口腔疾病的目的。

冷水洗脸：冬天，用热水洗脸一涨一缩，易使面部皮肤产生皱纹。而晨起用冷水洗脸，头清眼明，既能改善面部血液循环，又可增强皮肤弹性，增强机体御寒能力，预防感冒、鼻炎，对神经衰弱的神经性头痛者亦有益。冷水温度以略高于 10℃ 为宜。

热水泡脚：睡前用 55 ~ 70℃ 的热水泡脚，既解乏又有助于睡眠，可起到舒筋活络、加速血液循环、防病治病的作用，尤其是对于冻疮、足部静脉曲张的患者效果更佳。

②冬保三暖

头暖：头部暴露，受寒冷刺激，血管会收缩，头部肌肉会紧张，易引起头痛、感冒，甚至会造成胃肠不适等，因此，冬春季节要注意头部保暖，戴帽外出，避免受寒。

背暖：寒冷的刺激可引起腰酸背痛，背部受凉还可通过颈椎、腰椎影响上下肢肌肉及关节、内脏，促发各种不适，故背部保暖应加强重视，特别是老年人及颈椎、腰椎不适者。

脚暖：脚部受寒可反射性地引起上呼吸道黏膜内的毛细血管收缩，纤毛摆动减慢，抵抗力下降，病毒、细菌乘虚而入，大量繁殖，使人感冒，因此，冬春季亦要做好双脚的保暖工作。

③老年人冬季晨练注意事项

许多习惯了晨练的老年人即使在严寒的冬季依然起得很早去锻炼身体，但是需要注意冬季不同于其他季节，锻炼方式应有所选择。

锻炼时间：冬季清晨的空气清洁度很差，尤其是 8 点以前，因此，锻炼宜于上午 10 点左右进行。

锻炼场所：不宜在煤烟弥漫、空气污浊的庭院里进行健身锻炼，应选择向阳、避风的地方进行锻炼（雾霾天除外），如果选择在室内进行锻炼，亦要注意通风，保持室内空气新鲜。

运动项目：冬季锻炼适宜的项目包括步行、慢跑、骑自行车、打太极拳等。另外，要注意在运动前一定要做准备活动，如伸展、弯腰、下蹲等，否则容易引起扭伤、碰伤、骨折等。

避免带病锻炼：如果老年人近日频繁咳嗽、多痰、咽痛、鼻塞、喉燥、流鼻涕、发热或胸闷等（为气喘的信号），不要进行剧烈的室外体育锻炼，只能进行散步、体操等轻微活动。

老年人晨练时不宜作的动作：不宜头朝下倒立；不宜做较长时间的低头动作。

④益寿防病的 15 个方法

常梳头：每日至少要坚持梳发 2 次，每次 60 多梳，可明目、清脑、祛风、活血、增强肾功能、防脱发，经常坚持，必然受益。

常擦洗：每次洗脸后，用双手擦面部 10 余次，能振奋精神使工作有朝气。

常运目：长时间用眼后，宜运转眼珠，再闭目净养。方法是从左而上、从右而下，往返调整 10 余次。

常按耳：按摩双耳能补肾健脑、防耳聋。方法是用双手按摩耳轮，不拘数遍，以热为度。

常叩齿：每日早晨叩齿 30 余次，能生津健齿、食之有味。方法是上下牙叩响，津液咽下。

常运动：生命在于运动，如不经常运动，肌肉关节易萎缩。方法是腰常伸、腹常收、肢常摇；夏游泳、冬慢跑、春秋踏青；经常做体操。另外，积极参加体力、脑力活动可以得到全身综合性锻炼。

常沐浴：沐浴可选日光浴、空气浴、清水浴等，可根据具体情况选择。

常洗脚：每晚临睡前用热水洗脚，并按摩涌泉穴 30 次，有利于睡眠。冬季洗脚更有神效。

常养气：要保持良好的心态，使精神愉快，饮食有节，起居有常，劳逸结合，增强抵抗力。

常养精：肾虚者易腰痛、膝软、头晕、耳鸣、失眠、心悸、牙摇、精神不振，甚至引发生殖功能早衰、前列腺素降低等病证，此类人群只有采用"养精、保肾、节欲"等养生保健措施配合积极的心态，才能达到健康长寿的目的。

讲营养：营养是生命的物质基础，蛋白质、糖类、辅助营养素，这三大类缺一不可，宜药食并养，以食为主，荤素并举，以素为主。

讲卫生：饮食要卫生，蔬菜水果要洗净，饭前洗手，饭后漱口，锅碗筷勺等餐具要清洁，穿着及居住环境要干净。

常开"笑"："笑在肚"里，帮助消化；"笑在全身"，兴奋整体，睡眠香甜，精神振奋。微笑、大笑都能有效地治疗人们的神经衰弱、忧郁等精神疾病。但"笑"也要适度，尤其是患有高血压、心脏病、心肌梗死等疾病的患者，不宜情绪激动地大笑。

常养神："神"指心力、心劲，是身体之主、生死之本、善恶之源。8 小时工作时间要专心致志，其余时间宜根据自己的爱好和特长寄情趣于一技之长，以乐促健。

常欢心：紧张、焦虑、恐惧是健康的大敌。中医学认为，应"精神内守"，不可七情太过，对于各种不良情绪应冷静处理，正如古人所谓："心诚意正思虑除，顺理修身去烦恼。"

另一方面，养神要做到"恬淡虚无""和喜怒""无为惧惧，无为欣欣"，排除不良的精神刺激，保持情绪稳定。古人称"修身养性以静坐为第一，观书为第二，看山水花木为第三，与良朋讲论为第四，教子弟为第五"，并认为人生的十大乐事为谈义理字、学法帖字、澄心静坐、益友清谈、小酌半醺、浇花种竹、听琴玩鹤、焚香煎茶、登城观山、寓意弈棋。古人怡养心神的养生之道迄今仍值得我们借鉴。如今，我们的工作、学习、生活紧张忙碌，那种临渊观鱼、披林听鸟的机会少之又少。然而，我们在日常生活中应努力做到闹中取静、忙里偷闲、淡泊名利，"形神兼备"，自然能够远离肺病了。

◎ 远离肺病，您可以做到

未病先防，是中医治未病的首要一步，通俗地讲，就是要根据自身机体情况，通过养生的方式，避免亚健康状态与疾病的发生。具体来讲，养生可分为"养形"和"养神"两部分，只有形神共养，才能达到未病先防的目标。养形要做到"虚邪贼风，避之有时""饮食有节，起居有常，不妄作劳"，节欲保精；养神则要"恬淡虚无""和喜怒""无为惧惧，无为欣欣"，排除不良的精神刺激，保持精神情绪的稳定。

远离肺病，我们亦可以采取形神共养的方式，主要做好三点：一是注意预防感冒，寒暖适宜，根据气候变化及时加减衣服，保持舒适的身体感受；二是居室应通风换气，尽可能避免接触刺激性气体、粉尘等空气污染，自觉戒烟和防范被动吸烟，保持呼吸道的清洁、通畅和舒适；三是饮食应以清淡、易消化为主，少盐少油，多吃新鲜蔬果，忌辛辣醇酒、生冷肥甘等刺激性较强的食物。

◉ 与肺病相关的经络、腧穴

1. 常用肺病保健经络

常用肺病保健经络为手太阴肺经。本经之穴主治肺的相关病证，包括咳嗽、气急、喘息、咽喉痛等肺系疾患。经脉分布于胸前及上肢内侧前、拇指桡侧。本经首穴是中府，末穴是少商，左右各 11 穴。自中焦的胃脘部起始，向下联络大肠，返回来沿着胃的上口，贯穿膈肌，入属肺脏，从肺系（气管、喉咙）横行出于胸壁外上方（中府），走向腋下，沿上臂前外侧，行于手少阴心经和手厥阴心包经的外面，下至肘中（尺泽），再沿前臂桡侧下行，至寸口（桡动脉搏动处），沿大鱼际外缘出拇指之桡侧端（少商）。它的支脉从腕后桡骨茎突上方（列缺穴）分出，经手背虎口部至食指桡侧端（商阳）。如果出现呼吸系统疾病，治疗选取手太阴肺经腧穴，疗效显著。如可用针刺放血少商穴治疗各种感冒、上呼吸道感染、肺炎，表现为咽喉疼痛、咳嗽、发热等，可以很快缓解。方法是取两侧大拇指指甲角外侧少商穴位，消毒后，用半寸毫针针刺，然后挤压，放血至血鲜红。

2. 常用肺病保健穴位

（1）合谷穴：拇指第一个关节横纹正对另一手的虎口边缘，拇指屈曲按下，指尖所指处就是合谷穴。据经络理论以及实践证明，按摩合谷穴可对合谷穴所属的大肠经脉循行之处的组织和器官的疾病起到治疗作用。由于大肠经从手走头，故凡头面疾病，如发热、恶寒等，大多可以通过按摩合谷穴得到缓解和治疗。在按摩时，两手可以交替进行，以拇指屈曲垂直按在合谷穴上，做一紧一松的揉按，按压需有一定的力度，穴位下应出现酸、麻、胀的感觉，即"得气"为好，只有这样才能起到防病治病的作用。

（2）足三里穴：在膝外侧的凹陷处向下四横指，胫骨外侧的交点处即为此穴。足三里属足阳明胃经，胃经与脾经互为表里，凡脾胃失调等病证，通过按摩足三里多会起到一定的治疗效果。中医学认为，脾胃为后天之本，人出生之后，成长和健康的维持与脾胃的消化营养功能密切相关，而胃经又属于多气多血的经脉，这条经脉受到激发，气血旺盛，可影响五脏六腑与全身各器官的功能，从而达到保健长寿的效果。因此，历来足三里穴被认为是医疗和保健的重要穴位。

（3）肺俞穴：肺，为人体内外气体交换的重要器官；俞，同"输"或作"腧"，意均同，有转输、运输、输注之义。此穴系肺在背之腧穴，穴在第3胸椎下两旁各1.5寸处，是肺气转输、输注之穴，为治肺疾之要穴之一。肺俞穴有调肺和营、补劳清热的作用，是肺脏之气输注背部之处，与肺脏内外相应，因此，亦为治疗肺脏病的重要腧穴，肺为五脏之华盖，主气、主表，外合于皮毛，鼻为肺窍，故可治疗外感病和鼻病。常灸本穴可预防流感，夏季对肺俞进行直接灸或药物敷贴可增强机体免疫力。临床观察表明，针刺肺俞可增强呼吸功能，使肺通气量、肺活量及耗氧量增加，明显缓解气道阻力。

（4）定喘穴：俯卧位或正坐低头，穴位在背部，第7颈椎棘突下，旁开0.5寸处。本穴有平定哮喘发作之功，故得名。定喘穴主治呼吸系统病证，如哮喘、咳嗽、支气管炎等，为止咳平喘的经验穴，功善降逆平喘，对各种咳嗽均有良效。此穴配膻中、内关、大椎、中喘、丰隆等穴可治疗哮喘；配风门、肺俞、合谷等穴可治疗支气管炎；配天突、璇玑、膻中、内关、丰隆等穴可治疗支气管哮喘；配天突、大椎、丰隆等穴可治疗百日咳。

第三节　肺病食养、药治概述

◉ 肺病的饮食调养

1. 肺系疾病饮食调护的基本原则

（1）饮食宜清淡：少食肥甘厚味，如鱼腥虾蟹、牛肉、羊肉等，以免助湿生痰；风热、气火、风燥、阴虚者，忌食辛辣香燥刺激之品，忌饮酒，以免伤阴化燥助热；风寒者，忌食寒凉之品。

（2）多食新鲜蔬菜及水果：多食蔬果，特别是富含维生素及无机盐的绿色叶菜类，可助提高细胞免疫力。

（3）多饮水：鼓励肺病患者多饮水，有助于排痰，若伴浮肿时应限制水的摄入。

（4）冬病夏治：遵循冬病夏治的原则，以达扶正固本之目的，能有效预防慢性支气管炎的发展与恶化。

（5）其他：特别注意，肺病患者应禁食过敏食物。

2.肺病常用的食疗方

（1）感冒

1）风寒感冒

①生姜适量，切细末，冲开水1杯，并加红糖或白糖适量，趁热一次服下。

②大蒜、生姜各15g，切细末，冲开水1杯，并加红糖或白糖适量，趁热一次服下。

③生姜炒米粥：生姜30～50g，切细末，炒米（即大米入锅中略炒）50g，共煮成粥，加适量食盐及葱食用。

2）风热感冒

①生梨2～3个，洗净，连皮切碎，加冰糖蒸服。

②菊花（杭菊）30g，泡水服，或用市售菊花晶适量泡水饮用。

③白萝卜250g，洗净切片，加水3杯，煎至2杯，加白糖少许，趁热服下1杯，半小时后再服1杯；或取萝卜洗净切片，加白糖适量，一夜后溶水，分次饮服。

（2）咳嗽

风寒咳嗽：杏仁10g，生姜3片，白萝卜100g水煎服。

风热咳嗽：藕汁、梨汁各半盅合服。

痰热咳嗽：新鲜熟木瓜1个，去皮蒸熟，加少量蜜糖。

痰湿咳嗽：橘皮 30g 煎取浓汁，去渣，然后加入粳米 50～100g 煮粥。

肺气虚久咳或阴虚久咳：用柚核 20 多粒，加冰糖、水煎服，每日 3 次，或用百合 30g 加蜂蜜蒸熟吃。

（3）支气管哮喘

①萝卜煮鸡蛋：红萝卜 1500g，去头尾洗净，用无油洁净的刀将萝卜切成 3 毫米左右厚的片，再以线穿成串，晾干后收藏，每次取萝卜干 3 片、鸡蛋 1 个、绿豆 1 小撮，共放入锅中，加水煮 30 分钟，至豆熟烂。服时剥去鸡蛋壳，连同萝卜、绿豆及汤一起服下。每日 1 次，连续用 30 天。

②怀山药 60g，甘蔗汁 250g 左右，将怀山药捣烂，加甘蔗汁，放锅中隔水炖熟即成。每日早晚食用。

③白胡椒 10g，置蛙口内，用针缝合后，放在碗内加水适量，隔水炖之，饮汤并食部分蛙肉（肠、肚不宜食）。2 日服 1 次，连服 5～8 次，对寒性哮喘有效。

④梨 1 个挖空心，加入半夏 10g、冰糖少许，隔水蒸熟，吃时去半夏，每日 1 次，连服数日，适用于痰多、气喘、咳嗽者。

⑤南瓜 500～1000g，切开顶盖，去瓤加入姜汁少许和冰糖、蜂蜜适量，盖好顶盖，隔水炖 2 小时分服，可补肺益肾，适宜于肺、肾两虚型支气管哮喘患者。

⑥黑木耳 6g，冰糖 9g，加水煮熟，每日 2 次，常食有效。

⑦核桃仁 30g，南杏仁 10g，姜汁少许，捣碎后加蜂蜜适量蒸服。

⑧银杏 8 枚，红枣 10 枚，糯米 50g，将银杏、红枣、糯米加水适量煮粥服。每日早晚 2 次分服，15 日为一疗程，可连服 3 个疗程，适用于哮喘缓解期。

⑨玉竹、沙参各 50g，老鸭 1 只，将老鸭宰杀后洗净，放砂锅内，再放入沙参、玉竹，加水适量。先用武火烧沸，再用文火焖煮 1 小时以上，使鸭肉酥烂，再放入调料。每日服 2 次，吃肉喝汤。

（4）慢性支气管炎

①萝卜、鲜藕各250g，梨2个，同切碎捣汁，加蜂蜜25g调匀后，分2～3次饮服。

②生大蒜10个，醋200g，红糖100g。将蒜头捣烂和糖调匀，放醋内浸泡3天，滤去渣每次温开水冲服半汤匙，每日3次。

③鲜南瓜500g（去皮切片）、红枣15～20个（去核）、红糖适量，加水煮沸，每日分2次服。

④豆腐200g，生萝卜汁30mL，饴糖或蜂蜜60g，每日1剂，分2次服。

⑤鲜藕汁100～150mL、蜂蜜15～30mL，调匀内服，每日1剂。此方对肺热咳嗽、血痰、咽部干痛疗效较好。

⑥在伏天取黑枣若干，放入姜汁内浸泡数日后取出，在烈日下拌晒，晒至干硬，存入玻璃瓶内密封，到冬至日启开，每日食之，可预防冬天气管炎的发作。

⑦薏米60g，茯苓粉15g，加水适量煮粥食用。每日服2次。

⑧苏子15g研粉、粳米100g，加水适量共煮粥，加白糖调味，每日服2次。

⑨白果仁、甜杏仁各100g，胡桃仁、花生仁各200g，共捣碎，每日早晨取20g，加水1小碗，煮数沸后打入鸡蛋1个，加冰糖适量，顿服，连服半年。

⑩北五味子250g，新鲜红皮鸡蛋10个。先将五味子煮汁，待冷加入鸡蛋浸泡6～7天，每日早晨用滚水或热黄酒冲服，服时加白糖适量调味。

⑪苦杏仁9g，水浸软后捣碎，加水200mL煎汤去渣，加白糖适量，即成杏仁乳，分2次服。

⑫生梨1个，挖去心，放入川贝母粉3～4.5g，隔水蒸熟食。每日服1次。

⑬猪肺250g，川贝母10g，雪梨2个切片，加冰糖少许，加水以小火熬煮3小时后服用。

⑭鸡蛋2个，麻油50g，醋适量。鸡蛋打开放油炸熟，加醋再煮软，早晚各服1个。

⑮牛肺150～200g，生姜汁15～20mL，糯米适量。将牛肺切块，加糯米文火焖熟，起锅时加入生姜汁即成。每日2次，拌匀调料服食。此方具有祛痰、补肺、暖脾胃功效，适用于慢性支气管炎、老人寒嗽日久者。

⑯莱菔子末15g，粳米100g。将莱菔子末与粳米同煮粥，早晚餐温热服食。此方有化痰平喘、行气消食功效，适用于老年慢性气管炎、肺气肿患者日常服用。

⑰干百合100g，蜂蜜150g。将干百合洗净，放入大碗内，加入蜂蜜，上笼蒸1小时，趁热调均匀，晾冷后，装入瓶内即成。每日早晚各服1汤匙。此方有润肺止咳、清心安神功效，适用于慢性气管炎及秋天肺燥或热邪伤及肺胃之阴所致咳嗽等。

（5）肺痨

肺痨者多阴虚，应多食梨、枇杷、萝卜、银耳、百合等润肺生津化痰之品。

①银耳6g，竹笋6g，淫羊藿3g。先将银耳及竹笋用冷水发胀，取出，加水一小碗及冰糖、猪油适量调和，最后取淫羊藿，置碗中共蒸，服时去淫羊藿、竹笋，银耳连汤内服。

②干银耳6g，糯米100g，冰糖10g，加水煮粥食用。

③藕100g，煎水，加蜂蜜饮用。

④鸭梨1个，百合20g，冰糖10g，煎水，每日多次。

⑤百合50g，粳米100g，加水煮粥，早晚各一碗。

（6）肺胀

①贝母冬瓜：冬瓜1个，切去上端当盖挖出瓜瓤，填入浙贝母12g，杏仁10g。冰糖少许入锅内蒸熟后早晚分服。功效止咳化痰润肺。

②南瓜膏：南瓜3个，去籽切块，加水煮烂取汁，加入麦芽1000g及生姜汁50g，文火熬成膏，日服70g。

③蛤蚧童子鸡：蛤蚧 1 对，童子鸡 1 只（1000g 左右）。童子鸡去毛及内脏，洗净，与蛤蚧及葱、姜、盐一起加水，炖熟烂，吃肉喝汤。每周 2～3 剂，每日 1 次，随意食用。此方可补肺、脾、肾，适于肺气肿动辄气喘者。

④芝麻羹：黑芝麻 250g，白蜜、冰糖各 120g。黑芝麻与适量生姜汁同炒，白蜜蒸熟，冰糖捣碎蒸溶，各味混匀贮瓶备用。早晚各服 1 匙，每日 2 次。此方温中纳气，适用于肾虚型肺气肿。

（7）肺痿

肺痿多肺气虚，应多食山药、薏米等补肺、补脾之品。

①山药 100g，大米 50g，煮粥食用。

②薏米 60g，大米 50g，煮粥食用。

③大米 50g，莲子 20g，慢火煮粥。每次 100mL，每日 1 次，连服 1 周。

④薏米 50g，白果 10g。加水适量，水开后，慢火煮 1 个小时，加适量白糖。每次服 100mL，每日 1 次，连服 5 日。

（8）肺痈

鲜鱼腥草 100g，捣烂取汁，用热豆浆冲服，每日 2 次，可助排脓痰。

◉ 肺病常用药对

1. 麻黄配杏仁

麻黄，性味辛、苦，温，为肺经专药，有解表、平喘、利水之效；杏仁，性味苦，温，归肺、大肠经，功用止咳平喘、润肠通便。二者合用，一宣一降，相互为用，咳嗽、气喘皆可用之。

古代文献中应用：《古今录验》用麻黄、杏仁、川椒、细辛、藁本治年久寒咳，咳逆上气。《千金要方》麻黄引气汤用麻黄、杏仁配伍半夏、石膏、紫苏、白前、细辛、竹叶、橘皮等治疗"肺痨实，气喘鼻张，面目苦肿"之疾；配伍薄荷、陈皮、肉桂、紫苏、桑白皮、大腹皮、甘草即朱丹溪九宝丸可治疗"咳而身热，发喘恶寒"。《伤寒论》止咳如治感冒风邪之三拗汤，治风寒无汗之麻黄汤，治伤寒无汗而烦躁的大青龙汤等，平喘如治肺中邪热壅滞的麻杏甘石汤、定喘汤等，利水如治疗风水的越婢汤，治肾炎水肿的麻黄连翘赤小豆汤等，都是麻黄、杏仁同用。

2. 麻黄配熟地黄

麻黄性味辛、苦，温，入肺、膀胱经，有发汗、平喘、利水之效；熟地黄性味甘，微温，归肝、肾经，养血滋阴、补益精髓。二者合用，麻黄平喘，归肺经；熟地黄补肾纳气，归肾经，一肺一肾，肺肾同补。麻黄辛散，可以去除熟地黄的滋腻，熟地黄可以制约麻黄的温燥辛散，二者相伍可用于久咳久喘属肺肾亏虚者。

现代方药应用：阳和平喘汤（《国家级名老中医验方大全》记载之胡翘武主任医师经验方）由熟地黄30g，麻黄6g，配伍肉桂3g，白芥子6g，鹿角片20g，淫羊藿20g，当归10g，紫石英30g，五味子4g，桃仁10g，皂角3g组成，治疗慢性支气管炎、慢性肺气肿引起的久咳久喘属于肺肾亏虚、痰瘀凝滞证者。

古代文献中应用：两者相伍出自王洪绪《外科全生集》治疗阴疽的阳和汤（鹿角、肉桂、麻黄、姜炭、熟地黄、白芥子、生甘草）。阳和汤具有温阳补虚、散寒通滞作用，虽为阴疽效方，但对于肺肾亏虚、寒痰凝滞的咳喘有补虚泻实、上下同治之意。

3. 杏仁配薏苡仁

杏仁性味苦，温，归肺、大肠经，功用止咳平喘、润肠通便；薏苡仁甘、淡，微寒，归脾、胃、肺经，利水渗湿、健脾除痹、清热排脓。二者合用，性平质润，可降肺、润肺、利肺。

古代文献运用：仲景用杏仁、薏苡仁配伍麻黄、甘草即麻杏苡甘汤，治疗风湿"一身尽痛，日晡所剧者"。朱丹溪治疗肺痈，咳嗽脓血、咽干多咳、大小便赤涩的桔梗汤即由杏仁、薏苡仁配伍贝母、当归、瓜蒌仁、枳壳、桑白皮、防己、甘草、百合、黄芪组成。叶天士治疗咳嗽常用二者润肺燥、利湿热，用杏仁、薏苡仁配伍麻黄、甘草、半夏治"伏邪久咳，胃虚呕食"；配伍豆蔻、芦根、冬瓜子、枇杷叶治疗"寒热，右胁痛，咳嗽"；配伍石膏、天花粉、通草、紫菀、木防己治疗"渴饮咳甚，大便不爽"；配伍桑叶、玉竹、沙参、天花粉治"秋燥，痰嗽气促"；配伍桂枝、大枣、炙甘草治疗"脉沉细，形寒"之咳嗽。吴鞠通在杏仁、薏苡仁配伍的基础上加豆蔻、半夏、厚朴、通草、竹叶、滑石，创制出治疗湿热的经典名方三仁汤。

4. 人参配代赭石

人参性味甘、微苦，微温，归脾、肺经，大补元气、补脾益肺、生津止渴、安神增智；代赭石性味苦，寒，归肝、心经，平肝潜阳、降逆止血。二者相伍，可以大补元气、引气归原、纳气平喘。

现代方药应用：张锡纯认为"生赭石压力最盛，能镇胃气、冲气、上逆，开胸膈、坠痰涎、止呕吐、通燥结""人参借代赭石下行之力，挽回将脱之元气，以镇安奠基之"。常喜人参、代赭石同用，配伍生芡实、生山药、山萸肉、生龙骨、生牡蛎、生杭芍、苏子组成治喘息的"参赭镇气汤"，治疗"阴阳两虚，喘逆迫促，有将脱之势"；配伍苏子治疗"痰涎上涌，堵塞咽喉几不能吸"；配伍山药、牛蒡子、知母、生地黄、生杭芍、三七组成"保元寒降汤"，治疗"吐血过多，气分虚甚，喘促咳逆，血脱而气亦将脱"；配伍生芡实、生山药、生杭芍、牛蒡子、生甘草组成"保元清降汤"，治疗"吐衄证，其人下元亏损，中气疲惫，冲气、胃气上逆，脉弦而硬急"；张锡纯多用人参、代赭石来治疗咳喘、衄血、冲气胃气上逆、元气将脱等症，范围极广。

5. 旋覆花配代赭石

旋覆花入肺、肝、胃经，苦、辛而咸，下气消痰、降气行水；代赭石重镇降逆，《长沙药解》谓之"驱浊下冲，降摄肺胃之逆气"；二者相伍，对肺气不降、痰浊水饮蓄积、胸膈滞塞、气机不畅所致的咳嗽、痰多黏稠、气逆作喘之症，常可以配伍桑白皮、杏仁、苏子等。

当代医家经验：祝谌予教授多用二者治疗肺胃气逆所致的哮喘、咯血、呃逆、呕吐等疾患。《方药妙用》记载用旋覆花、代赭石配伍人参、半夏、甘草、生姜、大枣（旋覆代赭汤）治疗慢性咽炎，效果甚佳。煎煮时，旋覆花、代赭石应同布包煎。

古代文献应用：《伤寒论》中旋覆代赭汤以旋覆花配代赭石治疗"伤寒发汗，若吐若下，解后心下痞硬、噫气不除者"。

6. 知母配贝母

知母性味苦、甘，寒，归肺、胃、肾经，具清热泻火、滋阴润燥之功；贝母性味苦，寒，归肺、心经，具化痰止咳、清热散结之功。二者都属于肺经气分药，具有清肺化痰、润肺燥作用，多用于肺热咳嗽、肺燥咳嗽。

古代文献应用：二者相伍即是二母散，出自《证治要诀类方》，原方配有生姜，治疗咳嗽遇冷、遇热发作。知母、贝母清肺化痰、润肺燥，多用于肺热咳嗽、肺燥咳嗽，也用于水亏火旺之咳嗽。对于干咳无痰或痰黄质黏难以咳出者较为适宜。《症因脉治》中二药配伍石膏即二母石膏汤治疗外感燥痰咳嗽；配伍天冬、麦冬即二母二冬汤治肺热身肿、燥咳烦满；配伍陈皮、姜半夏、茯苓、甘草即二母二陈汤治燥咳、发热唇焦、烦渴引饮、喘咳短气、时作时止。《古今医鉴》中二药配伍黄芩、栀子、生石膏、桑白皮、茯苓、瓜蒌、陈皮、枳实、五味子、生甘草即是二母宁嗽丸，可治疗因伤酒食、胃火上炎、冲逼肺金、咳嗽吐痰、经久不愈等症。

7. 五灵脂配柏子仁

五灵脂性味苦、甘，温，归肝经，活血止痛、化瘀止血；柏子仁性味甘，平，归心、肾、大肠经，养心安神、润肠通便。二者相伍具有祛瘀化痰、敛肺纳肾功效。

古代文献应用：《圣济总录》"皱肺丸"记载二者相伍可治疗肺胀。该方由五灵脂、柏子仁、胡桃仁组成，主治"咳嗽肺胀，动则短气"。具体用法为五灵脂二两、柏子仁半两、胡桃八枚（去壳），上三味，研成末，滴水为丸，如小豆大，煎木香甘草汤下十五丸。

8. 瓜蒌配牛蒡子

瓜蒌性味甘，寒，归肺、胃、大肠经，功能清化痰热、宽胸理气、润肠通便；牛蒡子性味苦、辛，寒，归肺、胃经，疏散风热、解毒透疹、利咽消肿。两者相伍具有清肺热、润肺燥、化痰热、润肠通便的功效，适用于肺中痰热、肺中燥热及肺肠同病之证，似吴鞠通宣白承气汤的"脏腑合治"之意。

当代医家经验：姜良铎教授常用瓜蒌、牛蒡子相伍治疗肺热、肺燥咳喘、肺燥便秘，有较好的疗效。

古代文献应用：二者相伍，出自《医宗金鉴》瓜蒌牛蒡汤（瓜蒌、牛蒡子、天花粉、黄芩、栀子、金银花、连翘、皂角刺）。原方可治疗乳痈初期寒热往来、红肿热痛，但由于本方具有疏散风热、清肺化痰之效，所以也可用于痰热壅肺、表邪未尽之证。

9. 当归配杏仁

当归性味甘、辛，温，归肝、心、脾经，《神农本草经》谓之"主咳逆上气"；杏仁性味苦，温，归肺、大肠经，功用止咳平喘、润肠通便。二者相伍具有如下作用：当归属于辛润之品，杏仁质润多油质，配伍桔梗、生甘草、玄参、麦冬等可以润咽喉，治疗咽喉不利；当归"主咳逆上气"，杏仁肃降肺气，配伍麻黄、熟地黄、补骨脂、沉香等可以降肺之逆气，治疗咳嗽、气喘；配伍肉苁蓉、枳壳、生地黄等可以润肠通便。

古代文献经验：两者合用，出自《外台秘要》当归含丸，可治疗咽喉不利，药用当归二两、杏仁一两，研末，炼蜜为丸，如梧桐子大，含化，日三夜二。

10. 枳壳配桔梗

枳壳性味辛、苦，微寒，归脾、胃、大肠经，破气消积、化痰除痞。《内经》云："肺苦气上逆，急食苦以泄之。"枳壳味苦，能泄至高之气；桔梗性味苦、辛，平，开宣肺气、祛痰排脓，能开肺气之结，宣心肺之郁，属于上焦药。二者相伍，升降气机，有"通肺利膈下气"之效。

当代医家经验：国医大师祝谌予教授用枳壳、桔梗配伍桃仁、杏仁、薤白治疗舌红、便干、胸闷等症，并谓之"上下左右汤"。

古代文献应用：枳壳配桔梗出自《苏沈良方》枳壳汤，可治伤寒痞气、胸满欲死。配伍陈皮、姜半夏、茯苓、炙甘草，为《医宗金鉴》枳桔二陈汤，治疗小儿胸膈膨满、呕吐痰涎；配伍大黄、大腹皮、桑白皮、陈皮、甘草，为《症因脉治》枳桔大黄汤，治疗肺热膨胀作痛、胃火熏蒸、大便秘结；配伍苍术、陈皮、厚朴、甘草，为《症因脉治》枳桔平胃散，治疗气结腹胀、胸前饱闷；配伍桂心、细辛、青皮，为《证治准绳》枳实散，治疗胸中气坚急、心微痛、气短促、咳唾亦痛、不能饮食。叶天士用枳壳、桔梗配伍疏散风热、健脾化痰之品治疗风温咳嗽，并称这种治法为"辛以散邪，佐微苦降气"。

第四节 肺与五脏之间的关系

人体是以五脏为中心，以精气血津液为物质基础，通过经络的联络，使脏与脏之间、脏与腑之间，以及脏腑与四肢皮毛、体表等加强联系，共同构成一个有机整体，维持人体的生长发育，维护机体的平衡。中医学认为，木、火、土、金、水这五行对应人体肝、心、脾、肺、肾五脏。五脏之间既相互联系又相互影响。中医学将五脏之间这种相互关系称为相生和（或）相克，五脏之间相互和谐，则机体疾病少；五脏当中出现一方偏差（偏强或偏弱），由于相生相克关系，则可使整体出现失衡，继而出现一系列的疾病，故五脏中和，则疾病不侵。

五脏当中，肺脏居于上焦，有"华盖"之称，像遮阳伞一样固护心、肝、肾等下焦的脏器。如果受到外来之邪（如细菌或病毒等病原体）的侵袭，肺卫首当其冲，所以许多疾病的早期都表现为肺系症状（如鼻塞流涕、发热、咳嗽、咳痰等）。肺主呼吸，就如一个空气净化器一样，外界自然清气通过肺脏才能顺利地进入机体，同样机体代谢完的废气也需要通过肺脏才能排离出去。所以，肺脏出现问题就会影响呼吸运动，人体就会缺氧或者有废气蓄积。肺朝百脉、主治节，与其他脏腑之间的关系多涉及气血津液的生成、布散，以及呼吸运动、气机的升降等。这些对机体而言是十分重要的，所以维护五脏之间平衡，养肺、顺应肺的生理功能是关键。

1. 肺与心——气与血的调和

中医学研究认为，肺与心同居上焦，肺主气而心主血，肺司呼吸运动而心主运行血液，所以肺与心的关系主要表现为血液的运行和呼吸运动之间的协同调节关系。肺与心调节气血，与西医学的研究是一致的，即肺脏管理呼吸运动，而心脏管理血液循环，呼吸与循环之间是密不可分的。良好的呼吸功能才能使循环的血液获得更多的氧气，排除废气；同样良好的血液循环运功才能使肺脏功能正常，维持呼吸运动的正常运转。

（1）血液化生和运行协调方面：中医学认为，血主要是由营气和津液所组成，机体吸收的饮食水谷通过胃的受纳、脾的运化而化生转变为水谷精微，通过脾的升清散精作用，上输心肺，然后在肺与外界的清气交换后，直接灌注心脉，最后变成血。血液的正常运行必须依赖心气的推动，亦有赖于肺气的辅助。肺朝百脉，助心行血，是血液正常运行的必要条件，而正常的血液循环又能维持肺主气功能的正常进行。

（2）呼吸方面：《难经·四难》云"呼出心与肺"，提示呼吸功能的正常与心肺有着密切关系，呼吸运动是心肺共同作用的结果。"血为气之母"，血液中含有大量的营养成分，维持各个脏腑的正常功能。只有血液的供应正常，肺主气才有充足的物质基础，使肺脏正常地运转代谢，才能发挥其主呼吸的功能。

（3）宗气的生成方面：中医学认为，宗气是由肺从自然界吸入的清气和脾胃运化的水谷精微相互结合而成。由于宗气具有贯心脉而司呼吸的生理功能，从而加强了血液运行和呼吸吐纳之间的协调平衡。因此，积于胸中的宗气是联结心之搏动和肺之呼吸的中心环节。

在生理功能上，心脏与肺脏可以说是同生同长，共同维护机体的呼吸与循环系统正常运转。在病理上，心肺的病变也可以相互影响。若肺气虚弱，行血无力或肺失宣肃，肺气壅塞，可影响心的行血功能，易致心血瘀阻、运行无力，临床上就可以出现咳嗽、气短、胸闷、心悸、发绀等症；反之，若心气不振，尤其是心阳不振、血行不畅，也可影响肺的呼吸功能，导致出现心悸、心痛、发绀、胸闷、咳喘等症。

2. 肺与脾——母子相生，母壮则子强

自然界当中土地是万物生长的根本。脾脏在五行之中对应土，中医学认为，其为后天之本、气血生化之源，食物的消化与吸收、水液的运输和分布都与脾密切相关；肺对应金，主呼吸运动。在五行相生关系中，土生金，两者是母子关系，孕母健康，那么她生出的婴儿当然也较健康，故"脾土壮则能肺金强"。另外，肺与脾的关系还表现在气的生成与水液代谢两个方面。

（1）气的生成：肺主呼吸，吸入自然界的清气；脾主运化，化生水谷之精并进而化生谷气。清气与谷气在肺中汇为宗气，宗气与元气再合为一身之气。一身之气的盛衰，主要取决于宗气的生成。脾化生的水谷之精和津液，有赖于肺气的宣降运动以输布全身；而肺脏维持其生理活动所需要的水谷之精和津液，又依靠脾气运化水谷的作用得以生成。因此，肺气的盛衰取决于脾气的强弱，故有"肺为主气之枢，脾为生气之源"之说，只有在肺脾两脏的协同作用下，才能保证宗气及一身之气的生成。

在病理上，肺气虚累及脾（子病犯母），脾气虚影响肺（母病及子），即脾气虚，脾土不能生养肺金，可以导致肺气不足，终致出现肺脾两虚的情况。脾胃为人体气机升降之枢纽，若脾胃的升降功能失常则导致气机壅滞，影响肺气的宣降功能，出现肺气郁滞、肺失宣降等症状，如临床上患者容易反复出现呼吸道感染，心情逐渐变差，食欲下降，饮食逐渐减少，继而身体机能进一步下降，频繁出现感冒、咳嗽等，并逐渐形成恶性循环。此时仅通过补肺是不够的，必须要补养脾脏，使母脏强大，只有母脏正常运转，才能源源不断地以精微物质濡养肺脏，以达到养肺的目的，这就是中医学"培土生金"的治疗方法。

（2）水液代谢：人体的水、津液代谢涉及多个脏腑的生理功能，维系机体的正常运转。肺脾两脏在水液代谢中发挥着重要的作用。肺气宣发肃降以行水，使水液正常地输布与排泄；脾气运化，散精于肺，使水液正常地生成与输布。人体的水液，由脾气上输于肺，通过肺的宣发肃降而布散周身并下输肾及膀胱。这样就形成了水液代谢的循环。

另外，肺居于膈上，其经脉循胃口，主肃降一身之气；胃为阳土，其气亦主降，以通为用，故肺胃相互为用，皆主通降。肺胃的气机运动是相同的，胃阴充盈与否可以直接导致肺阴充足与否。故临床常见咳嗽、咳痰可以导致咳甚欲呕，甚至直接呕吐，这就是肺气上逆后不能完成肃降功能的表现。

肺脾两脏协调配合，相互为用，是保证津液正常输布与排泄的重要环节。若脾失健运，水液不化，聚湿生痰，为饮为肿，影响及肺，可导致肺失宣降，则致痰饮喘咳之症（如临床常见消化功能较差的患者容易出现咳嗽、咳痰，甚至可以出现浮肿等症）。故此类病其标在肺，而其制在脾，故有"脾为生痰之源，肺为贮痰之器"之说。且肺与胃在病理上亦常相互影响，肺气失于宣降可导致胃气失于和降，出现肺胃之气上逆等症状；反之，胃气郁滞，失于通降，可导致肺气逆乱。胃阴不足，肺失滋润，可出现干咳、痰少、鼻燥、咽干等症。所以可以这样理解，中医学认为，肺脏主管呼吸运动，脾胃主管消化功能，两者需要通力合作，只有这样才能维护人体正常的物质代谢过程，若其中一方出现问题，呼吸和消化功能皆要受到影响。

3. 肺与肝——升降相因，畅达气机

肺与肝的生理联系主要体现在人体气机升降的调节方面和气血运行方面。肝气左阳升发，肺气右阴肃降。肝脏体阴而用阳，肝气以升发为宜，肺气以肃降为顺，此为肝肺气机升降的特点所在。二者对于维持气机的升降起到了非常重要的作用。肺肝两脏协调，则气机升降畅达；二者出现一方偏弱或偏强，就会造成气机升降失调，产生一系列的病证。

（1）气机升降：肝升肺降，升降协调，对全身气机的调畅、气血的调和起着重要的调节作用。肺气充足，肃降正常，有利于肝气的升发；肝气的疏泄，升发条达，有利于肺气的肃降。可见肝升与肺降，既相互制约，又相互为用。病理状态下，肝肺病变可相互影响。如肝郁化火，或肝气上逆，肝火上炎，可直接耗伤肺阴，使肺气不得肃降，而出现咳嗽、咳痰、胸痛、面红目赤、急躁易怒，甚则咯血等肝火犯肺之症，中医学或称"木火刑金"。另一方面，肺失清肃，肺热内盛，也可伤及肝阴，致肝阳亢逆，而出现头痛、易怒、胁肋胀痛等肺病及肝之候。

（2）气血运行：肝肺的气机升降实际上是气血的升降。肝藏血，调节全身之血；肺主气，治理调节一身之气。气与血的关系，需二脏通力合作，肺调节全身之气的功能需要得到血的濡养，肝向周身各处输送血液又必须依赖气的推动。总之，全身气血的运行，虽赖心所主，但又需肺之治节及肝之疏泄和藏血作用的制约，故两脏对气血的运行也有一定的调节作用。

4. 肺与肾——维护呼吸和水液代谢正常的黄金搭档

肺属金、肾属水，在五行相生关系当中，金生水，肺肾相生、相互影响。肺为肾之母，肾为肺之子。二脏经络相连，"肾上贯膈，入肺中"。肺与肾的关系主要表现在水液代谢、呼吸运动及阴阳互滋三个方面。故肺与肾是维护呼吸和水液代谢正常的重要脏腑。

（1）水液代谢：水液代谢，气水相关。水液在机体正常的运行需要气的推动作用才能顺利完成。肺主行水，意即肺气有直接推动水液运行的能力，所以称肺为水之上源；肾主水液代谢，为主水之脏，意即肾脏是调节水液代谢的核心脏腑。肺气宣发肃降而行水的功能，有赖于肾气及肾阴肾阳的促进；肾气所蒸化的水液，有赖于肺气的肃降作用使之下归于肾或膀胱。肺肾之气的协同作用保证了体内水液输布与排泄的正常。病理上，肺肾功能失调可致水液代谢障碍而出现水肿，此时治疗不能一味从肾脏入手，过多地强调肾脏主水功能，应考虑到肺脏位于水液代谢的上源，肺气宣发肃降功能失常也可以导致出现水肿。

另外，足太阳膀胱经与足少阴肾经相表里，膀胱为太阳之腑，太阳主一身之表气，而肺又主皮毛，所以膀胱与肺在三焦气化过程中可谓腑气与脏气的关系。若皮毛遇寒则腠理闭塞，膀胱之气不开，肾气之开阖功能也受限。若欲开肾气而利膀胱，则必须通过皮毛宣肺气始能奏效。临床上如越婢汤之类即为治疗此类病证的常用方剂。

（2）呼吸运动：《难经》云："呼出心与肺，吸入肾与肝。"肺主气而司呼吸，肾藏精而主纳气。人体的呼吸运动，虽由肺所主，但亦需肾的纳气功能协助。只有肾精气充盛，封藏功能正常，肺吸入的清气才能肃降而下归于肾，以维持呼吸的深度。可见，在人体呼吸运动中，肺气肃降，有利于肾的纳气；肾精气充足，纳摄有权，也有利于肺气之肃降。故云："肺为气之主，肾为气之根。"在正常情况下，一呼一吸、不疾不徐是肺肾生理平衡的结果。病理上，肺气久虚、肃降失司，与肾气不足、摄纳无权互为影响，以致出现气短喘促、呼吸表浅、呼多吸少等肾不纳气的病理变化。临床如治疗哮喘等疾病时，即可以出现上述病证，此时不仅要治疗肺脏，更应该充分考虑肾脏能够维持呼吸运动的深度，故应该从肾脏入手，如苏子降气汤即为肺肾同治的常用方剂。

（3）肺肾阴阳互滋：肺肾阴阳相生。金为水之母，肺阴充足，下输于肾，使肾阴充盈，即金能生水；肾阴为诸阴之本，能够滋养各脏腑组织，肾阴充盛，上滋于肺，使肺阴充足，即水能润金。肺阴不足与肾阴不足，可互为因果，且可同时发生，最终导致肺肾阴虚伴内热之候。肾阳为诸阳之根，能滋肺阳，共同温暖肺阴及肺津，推动津液输布。水液代谢正常运行，则痰饮不生、咳喘不作。临床上，老年病痰饮喘咳，多属肺肾阳虚，所以中医学有"肺肾同源、金水同源"之说。

由于中医科普知识的广泛传播，现代人多注重养肾，尤其是中年男性朋友。大家普遍认为，出现气促、气短、乏力、腰痛、精神不振等情况就是肾虚导致的。实际上，有些出现阴虚阳亢、血压持续上升、头痛头晕的患者可能为肺、肾同病，若在养肾的同时适当养肺，往往会收到更好的效果：肺气不足者可以通过补肾气的方法间接补肺气；同样补肺气也有助于补肾气，二者相互为用。

第五节　四季养肺保健康

自然界万事万物都有其运行规律，日夜星辰、春夏秋冬、晨暮昼夜循环交替，生生不息。人体处于天地之间，吸收自然之精华，接受自然界滋养的同时，四季循环交替的变化也直接影响人体的生理病理，人体只有顺应自然界的变化规律，才能不断地获得自然的眷顾，达到天人相应。五脏当中，肺脏通天气、应地时，四季规律变化最易与肺联系，春发、夏炎、秋肃、冬藏，四季轮转，养肺各有不同。

1. 春季养肺——闲庭信步、畅达呼吸

（1）气候特点

阳气升发：春季主阳气升发，为肝脏对应季节。阳光滋养万物的生长，自然界草长莺飞，到处生机勃勃。自然界的阳气升发，人体的阳气也同样需要升发，肝气和肝阳的上升，使气血易上输脑等部位，老人、体弱多病者即容易出现不适的症状，如高血压、肝炎、头晕等疾病在春季容易发生。中医学认为，肝主疏泄，肝喜条达，情绪的调节与肝脏密切相关，肝气的旺盛使人们的精神活跃、舒展，但同时也易致激动、易怒。

多风之季：春季风和日丽，使人体感觉舒适，但同时也是多风之季，频繁地遭受风邪的侵袭，尤其是上部阳位遭受风邪的侵袭，会带来许多风邪疾病。"风为百病之长"，风邪是外感之邪的"领头羊"，风邪容易导致常见病的发生，如感冒、肺炎、扁桃体炎、咽痒咽痛等外风病证，同样也可以出现抽搐、颤抖、痉挛、头晕等内风侵袭之病证。

寒温不定：春季处于冬季和夏季的过渡期，是极寒和极热天气过渡的时期，时而风和日丽，时而寒风冷雨、阴晴不定，多变的天气使机体来不及适应其变化，尤其是患有旧疾的人群（如老年人、体弱多病之人），非常容易患上呼吸系统疾病，如急性上呼吸道感染、肺炎、支气管炎、支气管哮喘等。气温的偏差过大、交替过快还会影响心情，造成情绪不稳定，使人感到郁闷、精神委靡不振等。

（2）春季养肺指南

衣：春季气候多变，让人不知道如何准确地穿衣，穿衣过多影响肝气的调畅，导致肝气郁结，气机不畅。民间的"春捂"可以指导春季穿衣方式；科学规范的"春捂"可以使人体保持恒定体温，减少外邪的侵袭，尤其是风寒之邪的侵袭，加强体表抗寒能力，降低感冒、气管炎、支气管炎、肺炎、哮喘等疾病的发病率。科学的"春捂"应当做好以下几个方面：①部位："春捂"的部位应为头部、颈部、四肢末端。风为阳性，易侵上位，头颈部如果没有适度的御寒衣物，寒流来袭，容易患上感冒，出现咽喉疼痛等不适症状。下半身由于远离心脏，血液循环较差，寒气大多从下而生，因此"春捂"应该做到下厚上薄，女性朋友应该避免肚脐、下肢的暴露，以免导致痛经、宫寒不孕、关节疼痛等。②时间："春捂"的时间应至气温稳定后10～14天为宜。免疫力低下的人群，如儿童、老人，"春捂"的时间应适当延长，并及时调整衣物。③衣物的选择和增减：最好是宽松的款式，以免挤压内脏、肝气不畅。捆绑式的"春捂"是非常不科学的，会直接导致脏腑气机不畅。衣物的增减应当以温度为标准，昼夜的温差超过10℃提示气温尚不稳定，必须"春捂"当先；中午气温上升的时候，可以适当减少衣物。

食：养肝护肝是春季饮食的重要原则。春天在五行当中属木，对应肝；而肺属金，养好肝脏对于养肺的健康大有益处，若肝脏偏旺，肝火偏盛，则容易出现木火刑金。菠菜、鸡肝、荠菜、油菜、莴笋、韭菜等食材可以滋养润燥、疏肝养血，是养肝的好帮手。

温补阳气：随着阳气回升，宜适当增加性温食物的摄入，增加机体体表的防卫功能，但不能一味地进食肥甘厚腻之品，可以选择燕麦、糯米、草鱼、高粱、黑米、牛肉等。

加强蔬菜和水果的摄入：科学研究显示，新鲜的水果蔬菜富含多种维生素、微量元素、膳食纤维及矿物质，这些元素是维持人体健康的重要物质，他们能够提高机体的免疫力，预防流感和多种呼吸道疾病，一定程度上减少肺部损伤。

住与行：生活工作的环境应加强通风。春季早晚偏凉，温差一般较大，清晨温度低、污染重，不宜马上开窗通风，宜选择气温稳定的中午或下午进行通风换气，每次 20 ~ 30 分钟，通风宜对流。老年人朋友不应盲目地过早晨练或出行，春季气温不稳定，晨起气温过低，容易诱发呼吸及心脑血管疾病。

运动：散步是春季早晨最好的养生方式，以闲庭信步为宜，放下所有的烦恼、忧愁，约上三五好友悠闲地散步，切记不宜大步急走。可多做深呼吸，加强肺部气体的交换。太极拳是一种老少皆宜的养生锻炼方法，它能充分锻炼人体的气机运动及关节肌肉的活动度，经常练习太极拳有助于呼吸运动，增加肺活量，提升肺功能，增加肺组织弹性，对肺病的防治有一定的作用。其他的中医传统保健功法如五禽戏、八段锦等也是春季锻炼不错的选择。

2. 夏季养肺——远离暑热、清心降火

（1）气候特点

暑热极盛：夏季是一年当中最热的季节，此时阳气最盛，人体阳气运行于外。高温导致体表血管扩张，使体内血液分配不平衡，大脑供血明显减少，尤其是在进食之后，人容易出现昏昏欲睡、精神委靡等现象。且高温天气，细菌、病毒等病原体滋生繁殖最甚，容易诱发胃肠道疾病，产生消化不良、食欲不振、肠胃炎、口腔溃疡等疾病。还有就是空调的广泛使用容易诱发呼吸道疾病，进而导致肺部损伤。

降雨量多：夏季一般雨量丰富，尤其在我国南方夏季是降雨最多的时候。降雨有利于空气的净化、降低气温、保持空气的湿度，但同时水湿泛滥亦会直接危害人体的健康，也容易诱发肺部疾病，如洪水过后往往容易暴发瘟疫等。

（2）夏季养肺指南

衣：夏季排汗较多，应多选择全棉、麻、真丝等透气、易于吸收水分的衣物，减少汗液中有害物质对皮肤的刺激。白色衣物可以增加光反射，一定程度上可以减少热量的吸收。女性应避免穿着不透气的衣物。其次，炎炎烈日不宜穿得过少，不能裸露上身，以防紫外线直接损伤皮肤。长期待在空调房，要注意衣物的增减。

食：肺主气，心主血，夏季阳气亢盛，容易伤阴，因此饮食上应多选择补气滋阴的食物，如西红柿、胡萝卜、冬瓜、鸭肉等。夏季属火，通于心，心火太盛，容易导致心神不宁、心悸失眠等心阳偏亢之症，且心肺本是一家，心脏功能失调，可以导致肺脏功能失常，故应适当补充红色食物（如红枣、红豆、红薯等），合理进食辣味，增加饮水量，不宜贪食生冷，以免诱发胃肠道疾病。

住和行：首先，应注意合理地使用空调。长时间开放空调可造成室内空气质量下降，而且空调的温度太低容易导致毛孔闭塞，排汗不利，因此，晚上睡前最好将空调关闭，并注意居室通风，每天至少开窗2次。空调应定期清洗，以免诱发呼吸系统疾病。其次，应加强防湿除螨。螨虫容易在沙发、地毯等处生长，可随着空气、水、食物等进入人体，通过呼吸道到达并损害肺部。夏季雨水较多，空气潮湿，易滋生螨虫，因此，应定期清洗、晾晒床单。再次，应避免正午出行。正午时紫外线最强，对皮肤和眼睛损伤较大，因此，应避免正午出行，并正确使用防晒霜，适时携带雨具，避免冒雨。

运动：夏季坚持锻炼身体可提高肺活量，增强消化功能和心脏功能，最合适的运动是体能消耗少、技术要求低的运动，如散步、慢跑、游泳、瑜伽等。不宜在白天进行剧烈运动，如打篮球、踢足球、快跑等；运动前后要注意休息；不宜立刻洗澡，应该待体内热气充分发散后再洗澡。

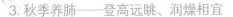

3. 秋季养肺——登高远眺、润燥相宜

（1）气候特点

秋高气爽：农历的 7 ~ 9 月正值我国的秋季，天气秋高气爽。白天阳光普照，晚上风清月明，秋季是收获的季节，但同时秋亦主肃杀。初秋随着雨水的减少、气温的下降，气候开始变得温燥，人体也会随之发生一系列的秋燥反应；而到了深秋，气温进一步下降，人体容易感受凉燥，如皮肤干燥、头发干燥、便秘、咽喉干痛、咳嗽、胸闷等。

昼热夜寒：秋季气温有逐渐下降的趋势，并且具有昼夜温差大、冷暖不定的特点，气温的变化无常，会导致人体的一些旧疾复发，如支气管炎、哮喘、中风等，流感等疾病也在秋季进入高峰，因此，需要保持良好的生活习惯以应对疾病。

多雾气和雾霾：秋季降低的气温和夏季渗入地表的雨水相遇之后就容易形成大雾天气，工业制造产生的有害物质潜伏于大雾当中，容易诱发肺部疾病。

（2）秋季养肺指南

衣："秋冻"与"春捂"一样重要。进入秋季后，气温开始逐渐下降，过早添加衣物无法锻炼身体的御寒能力，不利于人体对环境的适应性调节。初秋穿衣过多，使机体热量不能完全排出，容易感受燥邪，损伤呼吸道。然而，秋冻也要注意特殊部位，如不能冻脚，女性朋友双脚受凉容易出现月经不调、痛经等病证。气温继续下降则应该增加衣物，防止罹患感冒、肺炎等呼吸道疾病。值得注意的是，患有慢性疾病，如关节炎、免疫系统疾病、心脑血管疾病的人群不宜秋冻。

食：秋天是肺脏对应的季节，故秋季是养肺护肺的关键季节，进食应以滋阴润肺为佳。秋季雨量减少、秋风肃杀，空气湿度相对降低，气候干燥，很容易伤及肺阴，诱发鼻干、咽痛、咳嗽、胸痛等呼吸性疾病，所以饮食上应选择具有滋阴润肺作用的食物，如银耳、百合、梨、芝麻等；秋季气候干燥，肺功能偏旺，酸味可以收敛降火，宜多食酸性食品，少食辛辣之品；大多数瓜果偏凉，气温下降之季不宜多吃，以免损伤脾胃，出现腹泻、痢疾等。

住和行：随着日照减少，进入秋季后，白昼缩短、黑夜变长，宜早睡早起，睡眠时间应略长，秋季睡眠时间不足或是夜间睡眠减少会影响肺气的宣发肃降功能，尤其是肺脏的清肃功能。肺与大肠经络相表里，肺失宣降容易出现消化不良、腹泻等肠道疾病。干燥的气候不利于呼吸和肺脏的健康，故居室内可适当增加空气湿度。秋高气爽的季节也需要防晒，外出时要携带太阳伞等，并及时补充水分。自古逢秋易悲凉，秋雨绵绵，秋风肃杀，容易触景生情，产生悲伤感，所以要学会调节情绪，可以登高远眺、参加农活等，感受收获的喜悦。

运动：秋季应适当运动，增加肌肉的抗寒能力，但运动量不宜过大，动作应该轻柔，可以爬山、散步、骑自行车等。

4.冬季养肺——踏雪寻梅、金水相生

（1）气候特点

天寒地冻：冬季是一年之中最寒冷的季节。阴盛而阳衰，阳气弱机体御寒能力差，阳气的收敛可导致人体的汗液等排泄量减少，体内容易造成水液输布、运行失常，加重肾脏的负担，且冬天为肾脏对应的季节。天寒地冻，人体的抵抗力也下降，容易出现感冒等呼吸系统疾病，肺属金，肾属水，金水相生，若是肾脏出现病变则易引起肺脏病变。

南北差别：我国地域辽阔，南北差异较大，冬季北方寒冷，南方气候湿冷。北方天气干燥，人体容易出现咽干、咳嗽、鼻出血、感冒等不适感；南方的湿冷天气则易致呼吸系统疾病，出现感冒、支管炎等。此外，心脑血管疾病、风湿性关节炎等容易在冬季反复发作。

（2）冬季养肺指南

衣：冬季衣物不宜穿得过厚、过紧，一则影响机体的正常水液代谢，二则可导致机体血液循环不良。尤其是颈部、腰腹部衣物不能过紧，以免造成颈椎、腰椎受损。建议冬天穿宽松、保暖的衣物，重点保护颈部、腰腹部

等部位，多选择羽绒服样材质的衣物为宜。

食：冬主封藏，为机体储备能量，故饮食上应多摄入高蛋白、高维生素、高膳食纤维之品。蛋白质是三大产能营养物质之一，有助于提高机体抗寒能力；维生素和膳食纤维能够给机体补充更多的营养物质。低盐、低糖、低脂肪、低胆固醇饮食可以降低中风、脑梗死、脑出血等疾病的风险。中医学认为，肺为气之主，肾为气之根，肺肾金水相生，尤其是平素体质较弱的人群，养好肾可以减少哮喘等肺系疾病的发生，可以进食狗肉、鸭肉、黑芝麻、核桃、刀豆等。另外，黑色食物入肾，故在冬季可以适当多食。

住和行：定时通风，可以选择中午打开窗户，使空气对流。预防手脚冻伤和皲裂，平时宜多搓手脚促进血液循环。晚出门，加强口鼻的保护，可佩戴口罩、耳罩等。

运动：冬季应进行适当的有氧运动，运动方式应该与年龄、身体条件相适应。年轻人可以选择滑雪、健身操、冬泳等项目，运动时间可适当延长；中年人宜每周安排2～3次锻炼，可以选择慢跑、乒乓球、台球等项目；老年人可以选择散步、院内赏景、快步走、太极拳等项目。

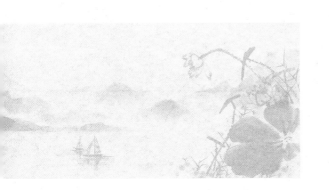

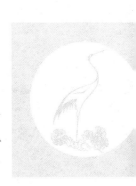

第二章 常见肺系病证的防与治

第一节　发 热

◉ 教您了解发热

在发热激活物的作用下，体温调节中枢的调定点上移所引起的调节性体温升高，超过正常值（37.5℃）0.5℃时的病理过程称为发热。发热可见于许多疾病尤其是传染病（流感、痢疾、出血热、疟疾、结核等）、炎症性疾病（SARS、肺炎、脑膜炎、腹膜炎等）。发热不是独立的疾病，而是多种疾病共有的病理过程和临床表现。发热是许多疾病的重要信号。

中医学认为，发热病因复杂，多由外感邪毒、疾病内伤导致机体营卫气血失和，脏腑阴阳失调所致。

◉ 如何判断体温升高

正常体温范围是腋下温度为 36 ~ 37℃，口腔温度为 36.3 ~ 37.2℃，直肠温度为 36.5 ~ 37.7℃。发热程度可分为（以口温为标准）：低热：37.3 ~ 38℃；中等热：38.1 ~ 39℃；高热：39.1 ~ 41℃；超高热：41℃以上。

◉ 常见的发热分型

1. 稽留热

体温持续于 39 ~ 40℃，24 小时波动范围不超过 1℃；见于伤寒、大叶性肺炎。

2. 弛张热

体温在 39℃以上，波动幅度大于 2 ~ 3℃，而最低温度始终高于正常；见于败血症。

3. 间歇热

体温骤升至 39℃以上，而后降至正常以下，间歇后，再规律地交叉出现；见于疟疾。

4. 波状热

体温逐渐上升达 39℃或以上，数天后又逐渐下降至正常水平，持续数天后又逐渐升高，如此反复多次；常见于布鲁菌病、登革热等。

5. 回归热

体温骤然升高至 39℃以上，持续数天后又骤然下降至正常水平；高热期与无热期各持续若干天，即规律性相互交替；见于霍奇金病。

6. 不规则热

发热无规律可循；见于结核病、瘤性发热、流感等。

◎ 发热的一般护理

1. 维持体温正常，定时测体温，当体温不超过 38.5℃，患者精神状态良好，可予多喝水、勤观察，适当采取物理降温；超过 38.5℃，患者状态不舒适或精神欠佳，应该及时予以药物退热。

2. 患者自觉身体发冷或寒战时往往是体温的上升期，是体温继续上升的前兆。对于婴儿而言，因其散热能力较差，发热时不需穿太多的衣服，更不需要包裹或捂汗。

3. 儿童患者如既往有高热惊厥的发病史，在体温上升时应及时口服退热药；对冷敏感的患者不宜采用物理降温，这是因为各种冷刺激都会使患者出现寒战，使横纹肌产热增加而影响降温效果；头部降温对颅脑损伤的患者尤为重要。

4. 对有皮疹、出血倾向皮下出血点及伴有皮肤性损害的患者，禁用酒精擦浴；特别是白血病患者，酒精擦浴往往导致出血症状加重。擦浴禁擦后背、前胸、腹部和足底等处，以免引起不良反应。

5. 采取降温措施 30 分钟后测量体温（最好测肛温），同时要密切观察患者血压、脉搏、呼吸及神志变化。

6. 使用冰块降温的患者要经常更换部位，防止冻伤。腋下冰袋降温后，腋温的测量不宜在 50 分钟内进行。

7. 应用医用冰毯降温的患者，体温探头应放在直肠或腋中线与腋后线中间为宜。

8. 必要时补充营养和水分。高热时，应给予流质或半流质饮食，并鼓励患者进食；对不能进食者，必要时用鼻饲补充营养，以弥补代谢消耗。高热可使机体丧失大量水分，应鼓励患者多饮水，必要时，给予静脉补充液体、营养物质和电解质等。

9. 注意加强口腔护理。长期发热患者，唾液分泌减少，口腔内食物残渣易于发酵、加速细菌繁殖，同时由于机体抵抗力低下及维生素缺乏，易引起口腔溃疡，故应加强口腔护理，避免并发症的发生。

10. 应加强皮肤护理。高热患者由于新陈代谢率增快、消耗大、进食少而体质虚弱，应卧床休息，减少活动。在退热过程中往往大量出汗，应及时擦干汗液并更衣以防感冒。应勤换内衣裤，加强皮肤护理，防褥疮发生。

◎ 发热患者的注意事项

1. 高热患者体温骤降时常伴有大量出汗，以致造成体液大量丢失，年老体弱及心血管患者极易出现血压下降、脉搏细速、四肢冰冷等虚脱或休克表现，应密切观察，注意保暖，一旦出现上述情况，应立即配合医生及时处理。

2. 高热出现谵妄，应及时用床挡防止坠床；出现昏迷时，按昏迷患者护理常规护理。

3. 发热过程的心理护理：发热期患者心情恐惧、紧张、不安、烦躁，对发热毫无思想准备，会有一种害怕心理。此期的心理护理要注意以下几点：①安抚患者。②满足患者的需要。③解除患者的痛苦，如患者感口干口渴，应尽量提供含糖盐水，并鼓励多饮，补水与电解质，以防发热、大量出汗后的虚脱，并有助解除患者烦渴。④常看望患者。⑤向患者做解释工作。⑥设法提升患者的舒适感。

◎ 发热患者的饮食搭配

1. 发热期间宜进食营养丰富、易消化的流质食物，如豆浆、藕粉、果泥和菜汤等。体温下降病情好转时，可改为半流质饮食，如面条、粥，配以高蛋白菜肴，如豆制品、鱼类及各种新鲜蔬菜。恢复期改为普通饮食，患者食欲好可予鸡、鸭、牛肉、鱼、猪肉、蛋、牛奶和豆类等食品。

2. 液体供给充足有利于体内毒素的稀释和排出，还可补充由于体温升高而丧失的水分，可饮开水、鲜果汁、菜汁、米汤、绿豆汤等。

3. 忌用浓茶、咖啡、酒精饮料及具有刺激性的调味品（芥末、辣椒、胡椒等），并限制油腻的食物。

4. 宜采用"少食多餐"制。流质饮食宜每天进食 6 ~ 7 次；半流质饮食宜每天进食 5 ~ 6 次；软饭每天宜 3 ~ 4 次。这样既可补充营养物质，也可减轻胃肠负担，有利于病情缓解。

◎ 儿童发热，简单易学推拿方

1. 清肺经

面向指根方向直推，清 200 ~ 400 次（图 2-1）。

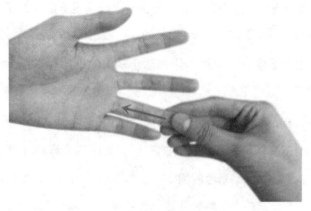

图 2-1　清肺经

2. 清天河水

用食、中二指指腹在前臂内侧正中从腕横纹推向肘横纹 100 次。天河水位于前臂内侧正中，自腕横纹至肘横纹呈一直线（图 2-2）。

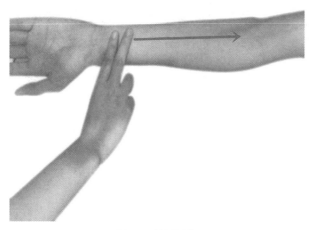

图 2-2　清天河水

3. 开天门

用双手拇指自小儿眉心交替向上直推向前额发际边缘 100 次（图 2-3）。

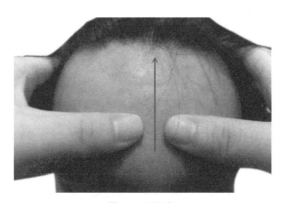

图 2-3　开天门

4. 补肺经：

在无名指末节螺纹面上旋推，补 200 ~ 400 次（图 2-4）。

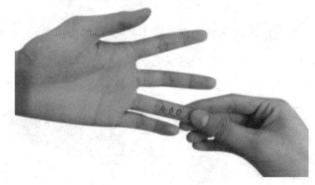

图 2-4　补肺经

5.退六腑

用拇指指腹或食指、中指指腹自肘横纹推向腕横纹，推 100 ～ 500 次
（图 2-5 ）。

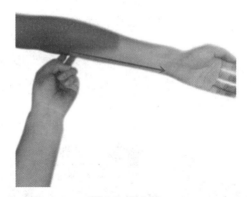

图 2-5　退六腑

◎ **教您几个发热食疗方**

（1）冬瓜汤：带绿皮冬瓜 500 ～ 1000g，洗净，去掉中间的籽和瓤，
可加入瘦肉，隔水炖盅，待熟后喝汤；适用于发热患者退热。

（2）绿豆汤：新鲜绿豆 100g，加水熬汤，待熟后饮汤喝汁；适用于暑
热感冒发热。

（3）葱豉汤：葱白 3 ～ 7 个，豆豉 30g，加水 3 升，煮取 1 升，顿服
取汗；适用于风寒感冒发热。

（4）甘蔗马蹄饮：甘蔗榨汁与荸荠同煮，饮汁吃荸荠；适用于发热、口渴、舌干或热病阴伤者。

◎ 发热防治小偏方

（1）陈皮竹茹蚕砂汤

配方：竹茹、蚕砂、陈皮各10g。将陈皮洗净，和蚕砂、竹茹一起放入锅中，加冷水煮，水开以后再煮3分钟。

服用方法：趁热喝汤。

主治：发热呕吐。

（2）五根汤

配方：葛根10g，板蓝根10g，山豆根6g，芦根30g，白茅根10g。

服用方法：水煎服，每日1剂，分多次服。

主治：小儿外感发热。

◎ 发热需要进行哪些辅助检查

（1）血、尿、粪便三大常规检查：了解是否存在感染。

（2）X线胸片及相应的影像学检查：进一步了解是否有肺部感染、颅内感染等情况。

（3）血、骨髓或脑脊液培养：进一步查找病原菌以指导临床用药。

（4）传染病的病原学及血清学检查：明确病原体。

（5）骨髓涂片检查：除外血液疾病等。

（6）结缔组织疾病相关检查：除外类风湿关节炎、红斑狼疮等疾病。

◎ 发热，西医怎么治

（1）物理降温：西医治疗发热，首先是一般物理降温，物理降温要以患者感觉舒适为度。温水擦浴法是物理降温常用的方法，应用退热药物后随即给予温水擦浴，使体表毛细血管扩张，可达到出汗散热的目的，从而辅助

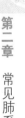

退热药物降温。

（2）冰袋和水囊降温法及退热贴外用：此法可辅助降低体温，但如患儿贴降温贴后感觉烦躁不适或皮肤过敏，应停止外用。如患者正处于出汗的状态，需停止冰袋的使用。

（3）灌肠法：采取冷盐水或中药煎剂灌肠也是降温退热的方法之一。

（4）静脉降温法：将患者需常规输入的液体置于冰箱，待液体温度降为 0～10℃时取出，用棉套保温，静脉输注至患者体内。此法多用于体温升高快、口服药物降温效果差者。

（5）药物降温：常用的退热药物包括口服退热药物，如对乙酰氨基酚混悬液或布洛芬混悬液，以及静脉或肌注药物，如赖氨匹林等。

◉ 发热中医辨证论治全攻略

（1）外感风热

证候：发热，恶风，头身疼痛，鼻流浊涕，喷嚏咳嗽，口渴，咽红或咽喉赤肿。舌苔薄黄，脉浮数，指纹浮紫。

治法：辛凉解表。

方药：银翘散加减。药用金银花、连翘、荆芥、大青叶、生石膏、薄荷、黄芩、桔梗、芦根、甘草等。

（2）里热炽盛

证候：发热，头痛，面赤气粗，大汗出，烦渴，神昏谵语，斑疹透露。舌质红或绛，苔黄，脉洪大。

治法：清气凉营。

方药：清瘟败毒饮加减。药用水牛角、黄芩、黄连、连翘、生石膏、生地黄、知母、赤芍、玄参、淡竹叶、栀子、牡丹皮等。

（3）胃肠积热

证候：日晡潮热，腹胀拒按，呕吐酸腐，大便秘结，小便短赤，烦躁不安。舌质红，苔黄燥，脉沉大。

治法：通腑泄热。

方药：大承气汤加减。药用大黄、芒硝、厚朴、枳实、甘草等。

（4）邪郁少阳

证候：寒热往来，胸胁苦满，心烦喜呕，不思饮食，口苦咽干，目眩。舌质红，苔薄白，脉弦数。

治法：疏解少阳。

方药：小柴胡汤加减。药用柴胡、黄芩、半夏、党参、生姜、大枣、甘草等。

◎ 发热必备家庭小药箱

（1）小柴胡颗粒

功效：和解少阳。

主治：往来寒热，心烦喜呕，胸腹苦满。

用法用量：口服，一次1～2袋，每日3次。

（2）藿香正气水

功效：解表化湿，理气和中。

主治：发热恶寒，头痛胸闷，腹痛吐泻。

用法用量：口服，每次5～10mL，每日2次。

第二节　声　嘶

◎ 教您了解声嘶

声音嘶哑简称声嘶，是指发音时失去了正常圆润、清亮的音质，语声变得毛、沙、哑、嘶。失音是指发音时声带不能振动，或振动很差而发不出声音。

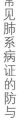

中医学认为，声嘶的发生主要为风寒、风热或痰热犯肺，致肺失宣肃，邪滞咽喉，声门开阖失司所致。

◎ 声嘶常见的病因

（1）声带炎症：急、慢性喉炎，喉的特异性炎症如结核、梅毒、霉菌感染等。

（2）喉外伤：喉的锐器伤、爆炸伤、挫伤、物理或化学烧伤、气管插管损伤和手术创伤，以及发声不当、有害气体（如福尔马林、氨水等）引起的声带损伤等均可引起不同程度的声音嘶哑。另外，气管切开或全喉切除可引起完全性失音。

（3）喉的增生性疾病：如声带小结、声带息肉、肉芽肿、声带及喉室囊肿、喉的良性肿瘤，以及恶性肿瘤。

（4）喉肌肉、关节及神经性疾病：如重症肌无力，环杓关节炎，环杓关节脱位、固定，喉返及喉上神经麻痹。

（5）喉异物：嵌顿于声带与前庭的异物最易引起声音嘶哑，声门下异物损伤或撞击声门，也可引起喉水肿而致声嘶。

（6）喉的先天性畸形：如先天性喉蹼、喉软骨畸形、先天性喉气囊肿及先天性声带发育不全等。

（7）喉外疾病：甲状腺、纵隔、肺部肿瘤、手术损伤喉返神经、脑血管意外、颅内肿瘤、脑外伤及手术后遗症、脑干病变等，均可导致中枢性声带运动异常而出现声音嘶哑或失音。全身疾病如内分泌功能障碍、过量应用激素，精神性因素如癔病，均可引起声音嘶哑或失音。

◎ 声嘶，就医前准备好回答这几个问题

（1）是否伴有受凉感冒病史？

（2）是否突然发生？是否在夜间明显发作？有无犬吠样咳嗽？

（3）是持续性的还是逐渐加重？有无咽痛？有无发热？休息后是否缓解？

（4）有无手术外伤的经历？

（5）是否与情绪波动或者劳累有关？

◎ **声嘶需要进行哪些辅助检查**

（1）喉镜检查：包括间接喉镜检查、直接喉镜或支撑喉镜检查、纤维喉镜检查、电子动态喉镜检查，对于区别器质性和功能性发音障碍、鉴别良恶性新生物、发现早期喉癌等具有重要价值。

（2）声谱仪检查：声谱仪是一种将声音信号按照频率、响度和强度做三维记录的声学分析装置，可用于记录病理嗓音的特征，辅助临床诊断，并可作为治疗前后的对照。

（3）其他检查：如以上检查仍不能确诊，必要时应行 X 线、CT、MRI、病理学、细菌学及血液检查。

◎ **声嘶，西医怎么治**

（1）急性喉炎患者一般为病毒感染，不需使用抗生素，但对于较重病例合并细菌感染，应适当使用抗生素，并根据细菌培养及药物敏感实验结果选择敏感抗生素治疗。

（2）声嘶如有犬吠样咳嗽甚至呼吸困难的急性喉炎表现，应早期使用糖皮质激素短程治疗。

（3）声嘶患者可选用雾化吸入治疗。

（4）并发喉梗阻应及早行气管切开术。

（5）合并水电解质酸碱平衡紊乱者应及时纠正；心肌炎或心内膜炎合并心力衰竭者应积极抢救。

（6）积极治疗原发病，必要时行手术治疗。

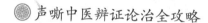

◉ 声嘶中医辨证论治全攻略

（1）风寒袭肺

证候：突然声音不扬，甚则嘶哑，或兼有咽喉微痛，吞咽不利，咽喉痒，咳嗽声重，鼻塞，流清涕，恶寒，头痛，无汗，口不渴。舌苔薄白，脉浮紧。

治法：疏风散寒，宣肺开音。

方药：三拗汤加减。药用麻黄、杏仁、法半夏、僵蚕、白前、生姜、甘草等。

（2）风热犯肺

证候：声音不扬，甚至嘶哑，咽喉疼痛，干痒而咳，伴发热、汗出、头痛。舌边微红，苔薄黄，脉浮数。

治法：疏风清热，利喉开音。

方药：疏风清热汤加减。药用荆芥、防风、金银花、连翘、黄芩、玄参、牛蒡子、桔梗、桑白皮、赤芍、天花粉、浙贝母、甘草等。

（3）肺热壅盛

证候：声音嘶哑，甚至失音，咽喉疼痛较甚，咳嗽黄痰，咽干口渴，便秘，溲赤。舌质红，苔黄厚，脉滑数。

治法：清热泻肺，利喉开音。

方药：泻白散加减。药用桑白皮、地骨皮、黄芩、苦杏仁、生石膏、甘草等。

◉ 声嘶常用按摩疗法

取人迎穴、水突穴、局部敏感压痛点及咽喉部三条侧线。操作时，患者取坐位或仰卧位，操作者在患者咽喉部三条侧线用一指禅行推或拿法，往返数次，也可配合揉法。

一指禅法：用拇指指端、螺纹面或偏峰着力于经络穴位上，沉肩垂肘，以腕关节悬屈，运用腕间的摆动带动拇指关节的屈伸活动，产生的力应轻重交替、持续不断地作用于经络穴位上。

人迎穴：位于颈部、喉结旁，胸锁乳突肌的前缘，颈总动脉搏动处。取此穴时应嘱患者取正坐或仰靠的姿势，人迎穴位于颈部，前颈喉结外侧大约3cm处（图2-6）。

水突穴：水突穴位于人体的颈部，胸锁乳突肌的前缘，当人迎穴与气舍穴连线的中点（图2-6）。

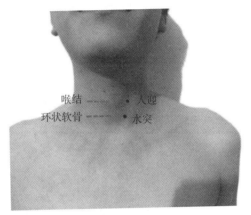

图2-6　人迎穴、水突穴定位图

◎ 预防声嘶

（1）不宜过度地清嗓子，以防气流猛烈地震动损伤声带，造成声嘶。

（2）干燥、浮尘较重、经常出现雾霾天气的季节易导致咽喉部黏膜的一些病变，常见咽喉水肿、充血、声嘶等不适感。此时需要佩戴口罩，进食一些润肺效果较好的季节性水果，如梨、荸荠、藕等食物。

（3）戒烟、酒及辛辣刺激性食物。

（4）注意讲话语速不要过快。

（5）唱歌时不宜声调过高，容易导致咽喉部位充血或水肿，甚至毛细血管破裂；唱歌时不宜喝冰镇饮料及冰水；用嗓后最好喝白开水或茶水。

（6）讲悄悄话是不正确的说话方式，应尽量避免。

（7）变声期、月经期、妊娠期要注意声带休息。

◎ 教您几个声嘶食疗方

（1）花生米60g，冰糖少许，加水煮熟，每天一次吃完，可润肺利咽，治疗外感引起的失音。

（2）冰糖50g，梨2个，将梨洗净切块，与冰糖一同放入锅中加水煮烂，每日分2次服用，可清热润喉、消痰降火，治疗声音嘶哑，对咽喉有保护作用，亦可将梨洗净切块，绞取汁液，徐徐咽下，每次1小杯，有同等功效。

（3）先将银耳洗净泡胀，撕成条块状，用开水烫，再用凉开水漂洗，之后加食醋拌食，每日1～2次，食量不限，一般2天后可见症状改善。

（4）将芹菜洗净，切段，烫后加醋拌食，每次1小盘，每日1～2次。

（5）茶叶23～25g，用开水冲1大杯浓茶水，冷却即饮。

（6）咸橄榄5个，竹叶5g，乌梅2个，绿茶3g，白糖10g，共煎水，日服2次，每次1杯，可清咽润喉，治疗久咳及劳累过度或烟酒过量引起的声音嘶哑。

（7）金针菜（黄花菜）50g，蜂蜜适量，将金针菜加水1碗煮熟，调入蜂蜜，含在口中浸漱咽喉片刻，徐徐咽下，每日分3次服，可清热利咽，治疗声带劳累引起的声音嘶哑。

（8）生鸡蛋1个，白糖10g，将鸡蛋破入碗中，加白糖调匀，用适量开水冲沏，每晚睡前服用，可滋阴润燥，治疗声音嘶哑。

（9）服米酒50g可治疗慢性咽炎引起的声音嘶哑。

◎ 声嘶防治小偏方

（1）胖大海5枚，冰糖适量。将胖大海洗净，同冰糖放入碗内，冲入开水，加盖浸泡30分钟后饮用，每天上、下午各1次，可清热、解毒、润肺，用治干咳音哑、咽干喉痛、扁桃体炎、牙龈肿痛等。

（2）荆芥穗、杏仁、桔梗各10g，煎水约100mL，不拘次数，频频下咽，用治外感风寒之头痛恶风、声音嘶哑、微咳、微热等症。

（3）百合 30g，麦冬、紫菀各 10g，水煎 2 次，煎液混匀后早晚分服，用治口干咽燥、舌红烦渴、尿黄便秘、干咳音哑等症。

（4）薄荷、菊花各 10g，加盐少许，频频含漱，漱口时应深至咽部，用治咽喉部发炎、红肿灼痛、音哑、痰稠等症。

（5）茶叶 3g，苏叶 3g，食盐 3g，先用砂锅炒茶叶至焦，再将食盐炒至红色，同苏叶加水共煎汤服，每日 2 次，可清热宣肺利咽，用治外感引起的声音嘶哑。

（6）川贝母、葶苈子、山豆根各 10g，煎水约 200mL，早晚分服，用治咳嗽音哑、发热、黄痰、气促、咽喉肿痛等症。

（7）麦冬、胖大海、青果各 10g，以开水浸泡 10～15 分钟，待温后不拘次数频频润喉，用治声带发音劳累引起的声音嘶哑。

（8）牛蒡子、金银花、连翘各 10g，煎水 300mL，分早中晚 3 次缓慢含漱下咽，用治突然伤热音哑、咽喉灼热瘙痒、声带红肿充血等症。

◎ 声嘶必备家庭小药箱

（1）铁笛润喉丸

功效：清肺利咽。

主治：失音声哑，慢性咽喉炎。

用法用量：必要时含服，每次 10 丸。

（2）喉咽清口服液

功效：清热解毒，利咽止痛。

主治：咽肿，咽痛，急性扁桃体炎，声音嘶哑。

用法用量：一次 10～20mL，每天 3 次。小儿酌减。

（3）黄氏响声丸

功效：疏风清热，化痰散结，利咽开音。

主治：声音嘶哑，咽喉肿痛。

用法用量：糖衣丸一次 20 丸，每日 3 次，饭后服用。

第三节 咳 嗽

◎ 教您了解咳嗽

1. 咳嗽的概念

咳嗽是人体清除呼吸道内分泌物或异物的保护性呼吸反射动作，是呼吸系统疾病的主要症状。咳嗽常为吸入异物、感染、气候改变、精神因素异常、激烈运动或服用药物等综合作用的结果。

中医学认为，咳嗽的发生主要为外感风寒、风热及风燥之邪或痰湿、痰热郁肺、肝火犯肺及肺阴亏耗所致。

2. 咳嗽非小事

咳嗽虽然是人体的保护性反射动作，但长期剧烈咳嗽可影响工作、休息，有些可引起喉痛、音哑和呼吸肌痛，甚至可导致呼吸道出血，故不能掉以轻心。

3. 咳嗽的中西医分类

（1）西医将咳嗽分为急性咳嗽、亚急性咳嗽和慢性咳嗽。

急性咳嗽：指 3 周以内的咳嗽，是呼吸科门诊最常见的症状，常见于急性支气管炎、肺炎、呼吸道感染、肺结核、气管异物。

亚急性咳嗽：持续时间超过 3 周且不足 8 周的咳嗽称为亚急性咳嗽，原因较为复杂，可能为多种病因所致。

慢性咳嗽：持续时间超过 8 周，可持续数年甚至数十年。慢性咳嗽的原因包括咳嗽变异性哮喘（过敏性支气管炎）、上呼吸道咳嗽综合征（过敏性鼻 – 支气管炎）、胃食管反流病、嗜酸细胞增多性支气管炎、慢性支气管炎等。其中以咳嗽变异性哮喘和上呼吸道咳嗽综合征最为常见。

（2）中医将咳嗽分为外感咳嗽和内伤咳嗽。

外感咳嗽：为风、寒、暑、湿、燥、火六淫之邪乘虚从口鼻而入，或从皮毛侵袭，伤及肺系，使肺失宣降，气机上逆引起。

内伤咳嗽：多为外感咳嗽迁延失治，邪伤肺气则逐渐转为内伤咳嗽。

4. 咳嗽怎么预防

绝大部分咳嗽是由呼吸道疾病引起的，因此预防呼吸道疾病是防止咳嗽的关键。预防措施包括：

（1）加强锻炼，多进行户外活动，提高机体抗病能力。

（2）气候转变时及时增减衣服，防止过冷或过热。

（3）儿童、老年人避免去拥挤的公共场所，减少感染机会。

（4）经常开窗，流通空气。家人患有感冒时，室内可用醋熏蒸消毒，防止病毒感染。

（5）及时接受预防注射，减少传染病的发生。

（6）感冒流行期间可服中药预防。配方为：贯众 12g，防风 12g，荆芥 10g，每日 1 剂，连服 2 ~ 3 天。

（7）对经常感冒的儿童，可每天以黄芪 15g，红枣 7 枚，煎汁代茶，长期服用可增强机体免疫力，减少感冒的发生。

（8）防咳先防感。预防感冒非常关键，所以孩子应注意锻炼身体，提高御"邪"能力，避免外感，以防加重病情。

（9）加强生活调理，饮食适宜，保证睡眠，居室环境宜安静，空气宜清新。

（10）平时适当食用梨和萝卜对咳嗽有一定的预防之效。

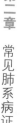

教您几个咳嗽食疗方

（1）生姜 + 红糖 + 大蒜：在生姜红糖水里再加 2 ~ 3 瓣大蒜一起煮，用小火煮 10 分钟，去除蒜的辣味；适用于风寒咳嗽。

（2）梨 + 冰糖 + 川贝母：梨近柄部横断切开，挖去中间核后放入

2 ~ 3 粒冰糖、5 ~ 6 粒川贝母（敲碎成末），将梨对拼好放入碗里，上锅蒸 30 分钟左右即可；适用于热咳。

（3）杏仁猪肺粥：猪肺 90g，北杏仁 10g，粳米 60g。将北杏仁去皮尖洗净，猪肺洗净切块放入锅内，出水后再用清水漂洗净；再将粳米洗净与杏仁、猪肺一齐放入锅内，加清水适量，文火煮成稀粥，调味即可。此方适用于痰湿咳嗽。

（4）白萝卜生姜汤：取白萝卜 120g（洗净切片），生姜（洗净切片）60g，白糖 20g。加水 1200mL，以文火煎萝卜、生姜 15 分钟后，倒出煎液加入白糖，分 2 次早晚饭前服；适用于肺寒咳嗽、多痰的慢性支气管炎患者。

（5）沙参百合鸭汤：北沙参、百合各 30g，肥鸭肉 150g。将北沙参、百合、鸭肉分别洗净，一同入锅，加水适量，先用武火烧沸，再用文火炖至鸭肉熟烂即成；适用于肺热阴虚所致的咳嗽咳痰、口燥咽干、结核咳嗽等。

◎ 教您一套咳嗽外治疗法

常用白芥子、延胡索、甘遂、细辛，共研细末，加生姜汁调膏，分别贴在肺俞、心俞、膈俞、膻中等穴。另外，夏季三伏贴辅助治疗冬季好发的寒性喘咳有一定的疗效。

肺俞穴：足太阳膀胱经的常用腧穴之一，取穴定位时，一般采用正坐或俯卧姿势，肺俞穴位于人体的背部，当第 3 胸椎棘突下，左右旁开二指宽处（1.5 寸）（图 2-7）。

心俞穴：足太阳膀胱经的常用腧穴之一，取穴时患者一般可以采用正坐或俯卧姿势，心俞穴位于人体背部，当第 5 胸椎棘突下，左右旁开二指宽处（图 2-7）。

膈俞穴：足太阳膀胱经第十七穴，位于背部第 7 胸椎棘突下，正中线旁开 1.5 寸处（图 2-7）。

膻中穴：在前正中线上，两乳头连线的中点（图 2-8）。

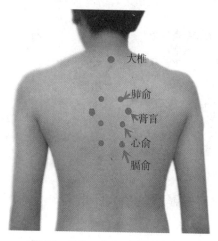

图 2-7　肺俞、心俞、膈俞穴定位图

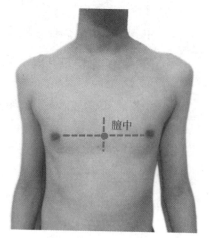

图 2-8　膻中穴定位图

◎ 咳嗽防治小偏方

（1）金银花汁

配方：金银花 20g，薄荷 5g，蜜糖少量，先煎银花，取汁约 2 小碗，药成前，下薄荷煎约 3 分钟，贮瓶内。

服用方法：分次与蜜糖冲匀饮用。

主治：风热咳嗽。

（2）萝卜胡椒止咳祛痰方

配方：白萝卜 1 个，白胡椒 5 粒，生姜 3 片，陈皮 1 片，加水共煎 30 分钟。

服用方法：日饮汤 2 次。

主治：咳嗽痰多。

◎ 咳嗽，就医前准备好回答这几个问题

（1）咳嗽发作的时间、程度？是什么样的咳嗽？是否有痰？是否喘憋？

（2）咳嗽发生的诱因有哪些？哪些因素可以加重咳嗽？

（3）咳嗽是否影响工作或睡眠？

（4）有无全身性疾病或咳嗽是否伴随其他症状？

（5）以前是否治疗过？用过哪些药物有效，哪些药物无效？

◎咳嗽的诊治需要进行哪些辅助检查

（1）X线检查：了解肺部、支气管的病变。

（2）血液生化检查：了解机体基本情况。

（3）鼻咽拭子或分泌物检查：有针对性地了解病原体。

◎咳嗽，西医怎么治

1. 一般治疗

注意休息，保持室内通风，经常变换体位，多饮水，使呼吸道分泌物易于咳出。

2. 控制感染

怀疑有细菌感染或支原体感染者可用抗生素治疗。

3. 对症治疗

对症治疗应祛痰、止喘、抗过敏并重。

◎咳嗽中医辨证论治全攻略

1. 外感咳嗽

（1）风寒袭肺

证候：咳嗽声重，气急咽痒，咳痰稀薄，色白，鼻塞，流清涕，头痛，肢体酸楚，恶寒，发热，无汗。舌苔薄白，脉浮或紧。

治法：疏风散寒，宣肺止咳。

方药：三拗汤合止嗽散加减。药用麻黄、杏仁、荆芥、桔梗、白前、紫菀、百部、甘草等。

（2）风热犯肺

证候：咳嗽频剧，气粗或咳声音哑，咽燥咽痛，咳痰不爽，痰黏稠或稠黄，咳时汗出，鼻流黄涕，口渴，头痛，恶风，身热。

治法：疏风清热，宣肺止咳。

方药：桑菊饮加减。药用桑叶、菊花、薄荷、苦杏仁、桔梗、连翘、芦根、甘草等。

（3）风燥伤肺

证候：干咳，连声作呛，喉痒，咽喉干痛，唇鼻干燥，无痰或痰少而黏，不易咳出，或痰中带有血丝，口干，初起或伴鼻塞、头痛、微寒、身热等症。舌质红干而少津，苔薄白或薄黄，脉浮数或小数。

治法：疏风清肺，润燥止咳。

方药：桑杏汤加减。药用桑叶、薄荷、豆豉、杏仁、前胡、牛蒡子、南沙参、贝母、天花粉、梨皮、芦根。

2. 内伤咳嗽

（1）痰湿蕴肺

证候：咳嗽反复发作，咳声重浊，痰多，因痰而嗽，痰出咳平，痰黏腻或稠厚成块，色白或带灰色，每于早晨或食后则咳甚痰多，进甘甜油腻食物加重，胸闷，脘痞，呕恶，食少，体倦，大便时溏。舌苔白腻，脉象濡滑。

治法：燥湿化痰，理气止咳。

方药：二陈汤合三子养亲汤加减。药用法半夏、陈皮、茯苓、苍术、川厚朴、杏仁、佛耳草、紫菀、款冬花、苏子、莱菔子、白芥子。

（2）痰热郁肺

证候：咳嗽，气息粗促，或喉中有痰声，痰多质黏厚或稠黄，咳吐不爽，或有热腥味，或咳血痰，胸胁胀满，咳时引痛，面赤，或有身热，口干而黏，欲饮水。舌质红苔黄腻，脉数滑。

治法：清热肃肺，豁痰止咳。

方药：清金化痰汤加减。药用黄芩、栀子、知母、桑白皮、杏仁、贝母、瓜蒌、海蛤壳、竹沥、半夏、射干。

（3）肝火犯肺

证候：上气咳逆阵作，咳时面赤，咽干口苦，常感痰滞咽喉而咳之难出，量少质黏，或如絮条，胸胁胀痛，咳时引痛，症状可随情绪波动而增减。舌红或舌边红，舌苔薄黄少津，脉弦数。

治法：清肺泻肝，顺气降火。

方药：黛蛤散合泻白散加减。药用桑白皮、地骨皮、黄芩、栀子、牡丹皮、青黛、海蛤壳、粳米、甘草、苏子、竹茹、枇杷叶。

（4）肺阴亏耗

证候：干咳，咳声短促，痰少黏白，或痰中带血丝，或声音逐渐嘶哑，口干咽燥，或午后潮热，颧红，盗汗，日渐消瘦，神疲。舌质红少苔，脉细数。

治法：滋阴润肺，化痰止咳。

方药：沙参麦冬汤加减。药用沙参、麦冬、花粉、玉竹、百合、甘草、贝母、甜杏仁、桑白皮、地骨皮。

◉ 咳嗽必备家庭小药箱

（1）急支糖浆

功效：清热化痰，宣肺止咳。

主治：急性支气管炎、感冒后咳嗽等。

用法用量：每次20～30mL，每日3～4次。

（2）蜜炼川贝枇杷膏

功效：清热润肺，止咳平喘，理气化痰。

主治：肺燥之咳嗽、痰多、胸闷、咽喉痛痒、声音沙哑。

用法用量：每次22g（约1汤匙），每日3次。

第四节 咳 痰

◎ 教您了解咳痰

咳痰是呼吸道内病理性分泌物凭借支气管黏膜上皮细胞的纤毛运动、支气管肌肉的收缩及咳嗽时的气流冲动将呼吸道内的分泌物从口腔排出的动作，咳痰是机体的一种保护性生理功能。

中医学认为，咳痰的发生主要为寒湿浸渍、饮食不节、劳欲所伤，或素体阳虚、肥胖湿盛，或年老多病等，以致肺、脾、肾气化功能失调，水液失于正常运化、输布，停积而成为痰。

◎ 咳痰非小事

痰潴留对人体是有害的，它不仅加速呼吸道的微生物生长繁殖，使本身存在的炎症进一步扩散，还可引起继发感染；且黏稠度高的痰阻塞支气管，尤其是较大支气管时，致通气和换气功能发生障碍，可出现缺氧和呼吸困难，使病情加重。因此，咳痰并非小事，对于呼吸系疾病应注意排痰或吸痰。

◎ 咳痰提示哪些疾病

观察痰的量、色、气味等性状常可提示诊断，有时显微镜检查的结果和细菌培养的结果是呼吸系统疾病病因诊断的主要依据。

1. 黏液性痰，质黏稠，无色透明或稍白，多见于支气管炎、支气管哮喘、肺炎球菌肺炎的初期。

2. 黏液脓性痰，痰液性状介于黏液性痰和脓性痰之间，痰除黏液外夹有一部分脓，带黄白色，富黏性，常见于支气管炎、肺结核、肺内炎症等。这是由于肺组织在炎症过程中形成脓液，同时又有大量黏液分泌物相混而成。

3. 脓性痰，痰呈脓性，为黄色或绿色，质黏稠，有的带有臭味，常见于化脓性支气管炎、支气管扩张、肺脓肿、脓胸，或肝、脊椎、纵隔脓肿溃穿肺部造成的支气管瘘等；带臭味的脓性痰常提示厌氧菌感染。

4. 浆液性痰、泡沫状痰，痰液稀薄而多泡沫，常见于肺水肿，是由于肺瘀血或肺毛细血管道通透性增高，毛细血管内液体渗入肺泡所致。

5. 血性痰带血，血液多少不一，少者为血丝状痰，多者可为粉红色或棕褐色；常见于肺癌、肺结核、肺梗死、支气管扩张等。

6. 痰量多的疾病包括肺水肿、肺脓肿、支气管扩张、肺泡细胞癌、脓胸或肝脓肿形成支气管瘘等。检查痰量一般以 24 小时为准。痰量增多反映支气管和肺的炎症进展；痰不能顺利排出，临床上虽表现为痰量减少，而实际上病情仍在发展，中毒症状也会加重。

7. 一般的痰无臭味，放置时间长时由于痰内细菌的分解作用可产生臭味；厌氧菌感染时，痰有恶臭，见于肺炭疽、肺脓肿、支气管扩张、支气管肺癌的晚期。

8. 无色透明或灰白色黏液痰见于正常人、支气管黏膜轻度炎症；黄色或绿色黏痰提示呼吸道存在化脓性感染；绿色痰常因含胆汁、变性血红蛋白或绿脓素所致，见于黄疸、吸收缓慢的肺炎球菌肺炎、肺部绿脓杆菌感染；血性痰见于肺癌、肺结核、支气管扩张；铁锈色痰见于肺炎球菌肺炎；粉红色或血性泡沫痰见急性肺水肿；红褐色或巧克力色痰见于阿米巴肝脓肿溃穿入肺引起的肺阿米巴病；果酱样痰见于肺吸虫病；灰色或黑色痰见于各种尘肺，如煤尘肺等；棕色痰见于肺梗死，肺含铁血黄素沉着症。

9. 咳痰伴高热者应考虑肺炎、肺脓肿。咳痰伴胸痛者应注意肺部病变波及胸膜者如肺炎、肺癌、肺梗死等。长期接触有害粉尘者咳痰时应考虑尘肺。咳粉红色泡沫痰伴呼吸困难者应注意急性肺水肿，40 岁以上男性，有长期吸烟史，咳血性痰，应警惕肺癌的可能。

◉ 咳痰怎么预防

1. 注意气候变化，防止感冒。

2. 避免生痰上火的刺激性食物，如过食大鱼大肉、辛辣荤腥。

3. 控制生冷瓜果的摄入。

4. 控制烟酒等。

◉ 教您几个咳痰食疗方

（1）萝卜葱白汤：萝卜1个，葱白6根，生姜15g，用水3碗，先将萝卜煮熟，再放葱白、姜，煮剩1碗汤；适用于风寒咳痰。

（2）梨汁粥：鲜鸭梨1个，连皮切碎，置于砂锅中，加水适量，煎煮30分钟，去渣后与淘洗干净的粳米50g同煮成粥，即可温服；适用于风热咳痰。

（3）橘红茶：橘红1片，绿茶4~5g，一起放入杯中，用沸水冲泡；适用于痰湿证之痰多者。

◉ 教您一套咳痰推拿手法

按揉丰隆、阴陵泉两个穴位，每天10分钟，力度均匀、柔和。

丰隆穴：患者仰卧或正坐垂足，穴位小腿前外侧，外踝尖上8寸，犊鼻穴下8寸，即外踝最高处与犊鼻穴连线之中点，距胫骨前缘二横指处取穴（图2-9）。将左（右）下肢平放在对侧膝关节上，用右（左）手中指指尖放在丰隆穴上，拇指附在对侧，用力掐0.5~1分钟。每天早晚坚持做1遍，持续治疗可起到化痰、消脂的功效。

阴陵泉穴：患者取仰卧或正坐的姿势，穴于小腿内侧，膝下胫骨内侧凹陷中，与足三里相对（图2-10）。按揉方法同丰隆穴。

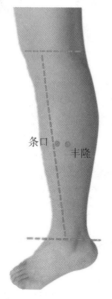

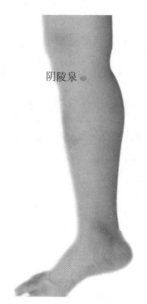

图 2-9　条口、丰隆穴定位图　　　　图 2-10　阴陵泉穴定位图

◎ 咳痰外治疗法

（1）敷贴天突穴、膻中穴、肺俞穴：用麝香风湿膏剪成小片，每晚临睡前敷贴于上述穴位上，次日晨起取下，每日 1 次；适用于风寒咳痰证。

天突穴：天突穴在颈部，当前正中线上，胸骨上窝中央；为人体任脉的主要穴位之一（图 2-11）。

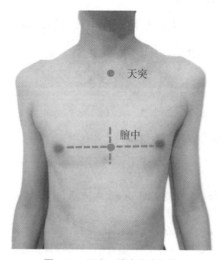

图 2-11　天突、膻中穴定位图

膻中穴：在前正中线上，两乳头连线的中点（图2-11）。

肺俞穴：为足太阳膀胱经的常用腧穴之一；取穴定位时，一般采用正坐或俯卧姿势，肺俞穴位于人体的背部，当第3胸椎棘突下，左右旁开二指宽处（图2-7）。

（2）敷贴涌泉穴：黄连、法半夏各15g研细末，大蒜头1瓣捣烂后兑入5g上述药粉中，加蛋清或蜂蜜调成稠糊状，每晚热水泡脚后敷贴于足心涌泉穴处，成人贴6~8小时，儿童贴1~3小时；适用于风热咳痰。

涌泉穴：在足底部，蜷足时足前部凹陷处，约当足底第2、3趾趾缝纹头端与足跟连线的前1/3与后2/3交点上（图2-12）。

（3）敷贴肺俞穴、膏肓穴：白芥子粉、面粉各30g，用水调和后再用纱布包好敷贴于肺俞穴、膏肓穴，每日1次，每次约15分钟即可，以皮肤发红为度，连续敷贴3次；适用于痰湿咳痰。

膏肓穴：取穴时，一般采用俯卧姿势，膏肓穴位于背部，当第4胸椎棘突下，左右旁开3寸（或左右四指宽处），肩胛骨内侧，压之即疼（图2-13）。

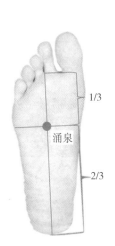

图2-12　涌泉穴定位图

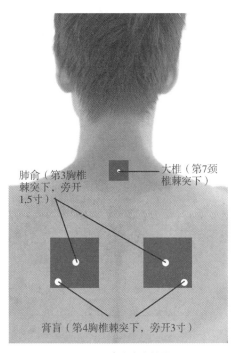

图2-13　膏肓穴定位图

（4）敷贴肺俞穴、中府穴：大黄、芒硝、大蒜各 15～30g，一同研成细末，用纱布包好后敷贴于肺俞和中府穴处，如果皮肤未出现刺激反应，可连续敷贴 3～5 日；适用于痰热咳痰证。

中府穴：位于胸前外上方平第 1 肋间隙，前正中线旁开 6 寸。中府穴位于腋下上方 1 寸，或者将上臂外展平举，肩关节部呈现出两个凹窝，前面一个凹窝中即为本穴（图 2-14）。

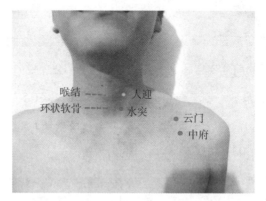

图 2-14　人迎、水突、云门、中府穴定位图

（5）敷贴神阙穴：取罂粟壳、五倍子、补骨脂各 10g，将此三药共研细末，放入肚脐（神阙穴）中，外用麝香风湿膏贴住即可，每日 1 次，10 次为一疗程；适用于阴亏咳痰证。

神阙穴：即肚脐，又名脐中，是任脉要穴（图 2-15）。

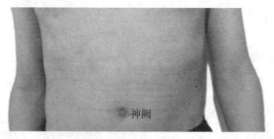

图 2-15　神阙穴定位图

◎ **咳痰防治小偏方**

（1）蒸川贝母冰糖梨：详见第二章"声嘶"。

（2）荸荠水：荸荠，性寒，成人 4～6 只（小儿 2～3 只）去皮，切成薄片，放入锅中，加 1 碗水，烧 5 分钟即可。荸荠水具有化痰清热之功，对吐脓痰者效果好。

◎ 咳痰，就医前准备好回答这几个问题

（1）咳什么颜色、形状、气味的痰？咳痰量多少？建议准备痰标本。

（2）咳痰的详细特征及发展过程，是否为持续性咳痰？夜间是否有咳痰症状？早起后是否咳痰？咳痰持续性加重还是时有缓解？什么情况下能缓解？

（3）咳痰伴随哪些症状？如高热、胸痛、呼吸困难。

（4）有哪些原发基础疾病？如高血压、糖尿病、冠心病等。

（5）咳痰从什么时候开始？有明显的诱因（饮食、环境的改变）而加重吗？

（6）是否自行用药？用药后是否缓解？具体药物可携带就诊。

（7）有哪些药物过敏史？

◎ 咳痰需要进行哪些辅助检查

（1）痰培养：可鉴别病原菌，同时做药敏试验，以指导临床对抗生素的合理选择。

（2）X 线检查：是心肺疾病的重要诊断手段。

（3）CT 检查：能分辨普通 X 线不能显示的肺部结构。

（4）纤维支气管镜检查：更直观地了解气管和支气管的病变，有助于进一步明确诊断。

◎ 咳痰，西医怎么治

（1）一般治疗：多喝水，注意休息。

（2）对症治疗：化痰药或雾化吸入治疗。

（3）抗感染治疗：必要时选择抗生素。

（4）其他：保持呼吸道通畅，保证液体摄入量、纠正酸中毒，并及时发现和处理呼吸衰竭及其他生命体征危象。

◎咳痰中医辨证论治全攻略

（1）痰阻于肺

证候：咳嗽气喘，或痰鸣有声，痰多色白，易于咳出，或伴有寒热表证。苔薄白腻，脉浮或滑。

治法：宣肺化痰。

方药：定喘汤加减。药用麻黄、白果、桑白皮、款冬花、法半夏、黄芩、紫苏、苦杏仁、甘草等。

（2）痰蒙心窍

证候：神昏，癫狂，胸闷不痛，或昏倒于地，不省人事，喉中痰鸣。苔白腻，脉滑。

治法：化痰开窍。

方药：礞石滚痰丸加减。药用礞石、沉香、黄芩、大黄等。

（3）痰蕴脾胃

证候：食欲不振，恶心呕吐痰涎，痞满不舒，倦怠乏力，身重嗜睡。苔白腻，舌胖，脉濡缓。

治法：健脾化痰。

方药：香砂六君子汤。药用人参、白术、茯苓、陈皮、法半夏、砂仁、木香、生姜、甘草等。

（4）痰动于肾

证候：喘逆气促，动则尤甚，或浮肿畏寒，腰膝冷痛，晨泄尿频，舌淡，脉沉细；或头晕耳鸣，腰膝酸软。舌红少苔，脉弦细带数。

治法：肾阳虚者应温肾化痰；肾阴虚者应滋肾化痰。

方药：金匮肾气丸或六味地黄丸。药用生地黄、山药、山茱萸、泽泻、牡丹皮、茯苓、桂枝、附子等。

（5）痰饮（狭义）

证候：脘腹坚满而痛，胃中有振水声，呕吐痰涎清稀，口不渴或渴不欲饮，头目眩晕，或肠间水声辘辘。舌苔白滑或黄腻，脉弦滑。

治法：温阳化饮。

方药：苓桂术甘汤。药用茯苓、桂枝、白术、甘草、生姜、法半夏等。

（6）悬饮

证候：胸胁胀痛，咳唾痰涎，转侧、呼吸时疼痛加剧，气短息促。舌苔白，脉沉弦。

治法：攻逐水饮。

方药：柴枳半夏汤合葶苈大枣泻肺汤。药用柴胡、枳壳、桔梗、法半夏、葶苈子、大枣等。

（7）溢饮

证候：发热恶寒而无汗，咳喘痰多泡沫，或见肢体疼痛而沉重，甚则肢体浮肿，小便不利。舌苔白，脉弦紧。

治法：解表散寒，温肺逐饮。

方药：小青龙汤。药用细辛、法半夏、五味子、生姜、桂枝、麻黄、芍药等。

（8）支饮

证候：咳喘胸满，甚则不能平卧，痰如白沫量多，久咳面目浮肿。舌苔白腻，脉弦紧。

治法：温肺化饮。

方药：苓甘五味姜辛汤。药用茯苓、桂枝、五味子、生姜、细辛、法半夏、甘草等。

◎ 咳痰必备家庭小药箱

（1）桂龙咳喘灵胶囊

功效：止咳化痰，降气平喘。

主治：外感风寒、痰湿阻肺引起的咳嗽、气喘等。

用法用量：口服，每次5粒，每日3次。

（2）沐舒坦

功效：祛痰。

主治：咳嗽，咳痰，痰质黏稠。

用法用量：成人：每次15mg，每天2~3次；儿童：每次7.5mg，每日2~3次。

第五节　咯　血

◎ 教您了解咯血

咯血是指喉及呼吸道任何部位的出血经口腔排出的现象，是临床常见的症状。引起咯血的原因很多，最常见于呼吸系统疾病如肺结核、支气管扩张、支气管哮喘等，其次见于心血管系统疾病如左心衰、血管破裂等。

中医学认为，咯血的发生主要是感受外邪、情志郁结、肺肾阴虚等因素导致肺中郁热、损伤肺络，离经之血外渗，以致血从咳嗽咯出。

◎ 简单区分咯血程度分级

少量咯血（＜100mL/天），多无明显不适，精神、呼吸、血压和脉搏无改变。

中量咯血（100~500mL/天）可出现心慌、全身无力、出冷汗、心率及呼吸增快等表现。

大量咯血（＞500mL/天，或一次量＞100mL），可见心率下降、呼吸减少，出现休克症状，甚至窒息死亡。

◎ 咯血非小事，切莫轻视

引起咯血的原因很多，病情也有很大不同。少量的咯血有时仅表现为痰中带血；而大咯血时血液从口鼻涌出，常可阻塞呼吸道，继而出现呼吸困难，造成窒息死亡。部分咯血单纯靠止血药是不能解决问题的，所以出现咯血时千万不能随便使用各类止血药。出现口腔、鼻腔或上呼吸道出血时应该尽早就医，注意保持适当的体位，必要时应在亲友的陪同下就医。

◎ 咯血颜色和性状不同，对应不同的疾病

咯血的颜色为鲜红色，多见于肺结核、支气管扩张、肺脓肿等出血性疾病，尤其是青壮年，合并盗汗、身体消瘦等，应警惕肺结核；铁锈色血痰往往可见于典型的肺炎球菌肺炎、肺吸虫病、肺泡出血等，此类咯血临床上还可见咳嗽、喘息、气促等临床表现；而砖红色胶冻样血痰主要见于典型的克雷伯菌肺炎；浆液性的粉红色泡沫痰者，需要考虑是否为左心衰，其在咯血同时往往伴有乏力、头晕、心慌、端坐呼吸等表现；咯血为黏稠暗红色血痰者，多见为肺栓塞。所以广大的病友在遇到咯血时应该仔细观察，记录自己的不适感，及时就医。

◎ 您知道如何预防咯血吗

1. 做好"三不吸"

（1）不吸烟或不吸二手烟：众所周知，香烟中含有大量的有害物质，会引起气管、支气管、肺泡等组织的病变，降低肺脏正常的呼吸功能，使肺组织顺应性下降，使肺部遭受损害，产生炎症，继而引起咳嗽、咯血、胸痛、胸闷等症状。

（2）不吸雾霾：许多大城市工业发达、人口密度大、私家车数量多，环境污染问题突出，尤其是空气质量较差，易产生雾霾天气。雾霾中含有许多细小颗粒，如 PM 2.5 等，容易进入呼吸道，造成呼吸道损伤，并可沉积

在肺组织中，影响肺功能，易致人体缺氧，不能正常呼吸，可出现咳嗽、咳痰，症状较重者可出现咯血等症状。

（3）不吸油烟：家庭油烟中含有大量的有害物质（如苯并芘），这些物质可以从口鼻直接进入呼吸道当中，它们可以直接损伤或刺激细胞，使肺组织产生炎症，造成呼吸系统功能下降或丧失。所以家庭生活中一定要注意油烟问题。

2. 为居住或生活环境"换换气"

生活或工作当中易接触甲醛、花草等，这些物质是引起咳嗽、咯血等症状的原因之一，临床上许多过敏性疾病是由这些气体直接导致的。故生活中，应该常"通通风""换换气"，减少有害物质的吸入。

◎ 教您几个咯血食疗方

（1）汁饮：冬瓜仁100g，鲜藕100g，鸭梨500g，芦根100g，薏苡仁100g，鲜生地黄250g，洗净切碎，捣烂取汁，调匀即成，每服约50mL，每日2～3次；适用于痰热壅肺型咯血。

（2）鲜藕汤：鲜藕100g，鲜白茅根60g，冬瓜仁100g，熬汤，加入少许白糖，每日2次；适用于阴虚火旺型咯血。

（3）荷叶粥：荷叶100g，藕节100g，白芍60g，栀子100g，麦冬100g，薏苡仁100g，熬粥，加入少许蜂蜜，每日2～3次；适用于肝火犯肺型咯血。

◎ 咯血保健小贴士

1. 心情愉悦是预防咯血等肺部疾病的良药

生活中，要尽量保持情绪稳定，不能过喜或过悲。中医学认为，悲伤容易伤肺，而喜悦又能胜悲。所以，心情愉悦在一定程度上能养肺清肺。而笑能使胸廓扩张，增加肺通气量，使人体吸入更多的新鲜空气，呼出废气，促进血液循环，使心肺功能调和，此即中医学的"肺气宣，百脉舒"。

简单的呼吸操可以使肺脏得到充分的舒展，调整呼吸功能，加快机体废气的排出，让身体吸收更多的氧气，这样全身各组织和器官才能得到充足的营养。

①仰卧，两手握拳，肘关节屈伸5～10次，同时平静深呼吸。

②两上臂交替向前上方伸出，两腿膝关节屈伸5～10次，同时自然呼吸。

③两腿屈膝、双上臂上举外展并深呼吸，两臂上举并深吸气，两臂放回体侧时呼气，做5～10次。

④先用鼻吸气一大口，用唇呈吹口哨状用力呼气，做5～10次。

⑤两腿屈膝，一手放在胸部，一手放在腹部，吸气时腹壁隆起，呼气时腹壁收缩，做5～10次。

◎ 针灸治疗咯血效奇

针灸是中医学治疗急慢性病常用的有效手段，它具有简、便、易等特点，对于咯血等一些急性病证，针灸往往能够起到非常好的效果。咯血常用的针灸治疗方法分为体针疗法和耳针疗法。

（1）体针疗法

①燥热伤肺型：常选肺俞、列缺、少商、合谷等穴；用泻法。

②痰热壅肺型：常选肺俞、太渊、曲池、丰隆、少商等穴；用泻法。

③肝火犯肺型：常选肺俞、曲池、合谷、尺泽等穴；用补法。

④阴虚火旺型：常选肺俞、肾俞、三阴交、尺泽等穴；用补法。

⑤气虚血瘀型：常选肺俞、肾俞、肝俞、足三里、尺泽等穴；用补法。

（2）耳针疗法

选支气管、肺、脾、肝、肾等穴位，隔日1次，留针1小时，10次为一疗程。

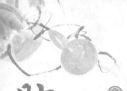

◎ 小贴士

①PM 2.5：为细小颗粒，指空气中空气动力学当量直径 ≤ 2.5 微米的细颗粒。

②肺俞：位于第 3 胸椎棘突旁开 1.5 寸。

③列缺：两手虎口自然垂直交叉，一手食指按在另一手桡骨茎突上，指尖下凹陷中是穴。

④少商：在拇指的桡侧指甲旁 0.1 寸。

⑤太渊：位于人体腕掌侧横纹桡侧，桡动脉搏动处。

⑥曲池：肱骨外上髁内缘凹陷处。

⑦丰隆：小腿前外侧，外踝尖上 8 寸，条口穴外，距胫骨前缘二横指。

⑧肾俞：第 2 腰椎棘突下，左右二指宽处。

⑨尺泽：肘横纹中，肱二头肌肌腱桡侧凹陷处。

◎ 行之有效的咯血单验方

（1）仙鹤草汤

配方：仙鹤草、侧柏叶、白茅根、牡丹皮、大小蓟各 15g。

服用方法：水煎服，日 2 次。

主治：热证咯血。

（2）化血丹

配方：三七粉、血余炭各 6g，花蕊石 24g。

服用方法：研细末，每次 2 ～ 3g，每日 3 ～ 4 次。

主治：各种证型之咯血。

（3）天地丸

配方：天冬 15g，熟地黄 9g。

服药方法：水煎服，每次 1 丸，日 2 次。

主治：阴虚火旺之咯血。

（4）百合丸

配方：百合、百部、白及、生地黄各60g。

服药方法：口服，日2次，每次1丸。

主治：阴虚火旺之咯血。

◉ 咯血就医前准备好回答这几个问题

（1）咯血的发生是否有诱因？是逐渐发生还是突然发生？

（2）是咯血还是呕血？出血的颜色及血中是否夹有混合物？

（3）咯血的次数是多少？每次咯血量大约有多少？

（4）咯血前是否有其他不舒服症状，如胸闷、胸痛、呕吐等？

（5）咯血后是否有全身乏力、气短、大汗、视物不清等症状？

（6）咯血前是否接触粉尘、烟雾，生食海鲜？月经情况如何？

（7）有无全身性疾病或肺部疾病等？

（8）有无咯血的伴随症状，如发热、胸痛、咳嗽、咳痰等？

（9）以前是否治疗过？用过的药物哪些有效、哪些无效？

◉ 咯血需要进行哪些辅助检查

（1）周围血象检查：可以了解是否有病原体感染（如细菌、病毒等），是否有贫血、血小板计数降低等。

（2）痰液检查：可以了解是否有肺结核、肺吸虫病等。

（3）血液检查：可以了解是否有血液系统疾病、结缔组织疾病、肺结核等。

（4）影像学检查：可了解是否有肺炎、异物吸入、特发性肺含铁血黄素沉着症等。

（5）超声检查：可了解有无先天性心脏病、肺动静脉瘘等。

◉ 咯血，西医怎么治

（1）据咯血的程度选择对应治疗：如少量的咯血，应以休息为主，减少活动，观察病情变化。中等量或大量咯血应立即止血，监测血压、脉搏、呼吸等，侧卧位，防止误吸，保持呼吸道通畅，选择合适的药物，如止血敏、止血芳酸、垂体后叶素等。

（2）积极寻找原发病：如支气管扩张、肺结核、肺部肿瘤等。

（3）对症治疗：维持呼吸道通畅，水电解质平衡，加强营养支持，恢复机体一般功能，多休息、多饮水，避免劳累。

（4）介入治疗：对于药物治疗效果不佳的大咯血患者，应尽快选择介入治疗，即支气管动脉栓塞止血治疗等。

◎ 咯血中医辨证论治全攻略

（1）燥热伤肺

证候：咳嗽，痰中带血，口干鼻燥，或有发热。舌红少津，苔薄黄，脉数。

治法：清热润肺，宁络止血。

方药：桑杏汤加减。药用桑叶、杏仁、沙参、栀子炭、生地黄、白茅根、茜草、甘草等。

（2）痰热壅肺

证候：咯血量多，血色鲜红，或夹有黄痰，或脓痰腥臭，心烦口渴。舌红苔黄腻，脉滑数。

治法：清肺化痰，祛痰止血。

方药：苇茎汤加减。药用苇茎、薏苡仁、冬瓜仁、桃仁、藕节、白及、茜草等。

（3）肝火犯肺

证候：咳嗽阵作，痰中带血，或纯血鲜红，口苦，烦躁。舌质红，苔薄黄，脉弦数。

治法：清肝泻肺，凉血止血。

方药：泻白散合咳血方加减。药用桑白皮、地骨皮、青黛、海蛤粉、旱莲草、栀子炭、白茅根、甘草等。

（4）阴虚火旺

证候：咳嗽痰少，痰中带血，或反复咯血，口干咽燥，颧红，潮热盗汗。舌红少苔，脉细数。

治法：滋阴润肺，宁络止血。

方药：百合固金汤加减。药用百合、麦冬、玄参、生地黄、熟地黄、当归、白芍、贝母、白及、蒲节、白茅根、甘草等。

（5）气虚血瘀

证候：反复咯血，血色淡红或夹紫暗血块，气短胸闷，易汗。舌淡或有紫色瘀斑，苔薄白，脉细涩。

治法：补中益气，祛瘀止血。

方药：补中益气汤加减。药用黄芪、党参、白术、陈皮、柴胡、当归、川芎、桃仁、藕节、白及、甘草等。

◉ 咯血必备家庭小药箱

（1）云南白药胶囊

功效：化瘀止血，活血止痛。

主治：吐血、咯血等。

用法用量：口服，每次1粒，每日2～3粒。

（2）治红丸

功效：清热，凉血，止血。

主治：痰热壅肺型咯血。

法用量：口服，每次1丸，每日2次。

（3）维血宁颗粒

功效：滋补肝肾，凉血清热。

主治：阴虚火旺型咯血。

用法用量：开水冲服，每次1袋，每日3次。

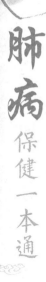

（4）补中益气丸

功效：补中益气。

主治：气虚血瘀型咯血。

用法用量：口服，每次1丸，每日2次。

第六节　气　促

◎ 教您了解气促

西医学认为，气促是许多疾病的症状之一，主要是指气息急迫，呼吸频率、节律较快，呼吸费力，感觉"气不够用"，甚至呼吸困难。引起气促的主要原因是呼吸系统和心血管系统疾病，包括气道阻塞、肺炎、肺不张、左心或右心衰竭等。

中医学认为，气促是指气息迫促、呼吸困难的症状。除肺、心疾病常见气促外，咽喉或胸廓的病变、腹内肿瘤或积水等亦可见。

◎ 感觉"气不够用"非小事

气促可使人感觉"气不够用"，其原因很多。在呼吸系统疾病当中，许多疾病可出现气促，如喉及气管支气管阻塞、水肿、肿瘤，肺部疾病中的肺炎、肺结核、肺水肿，胸壁、胸廓、胸膜的炎症，神经肌肉疾病导致呼吸肌无力等疾病。因此，气促，特别是出现严重的呼吸困难时，应尽早就医，不可不遵医嘱随便用药，更不可拖延病情。患者病情危重时应该在医务人员的陪同下尽快就医。

◎ 简单区分不同原因的呼吸困难

生活中，引起呼吸困难的原因很多，可以学习简单的区分方法，以免遇到疾病时恐慌。

（1）肺源性呼吸困难：主要是呼吸系统疾病引起的肺部损伤，造成肺的通气、换气功能障碍，导致缺氧和（或）二氧化碳潴留。

（2）心源性呼吸困难：各种原因（如高血压）造成左心和（或）右心衰竭（尤其是左心衰竭表现更重）引起的呼吸困难及其伴随症状。

（3）中毒性呼吸困难：主要是代谢性酸中毒、化学毒物中毒等引起的呼吸困难，出现呼吸深长，伴有鼾音等。此类呼吸困难患者多有毒性物质的接触史。

（4）神经精神性呼吸困难：是由于呼吸中枢受增高的颅内压和供血减少的刺激，使呼吸变为慢而深，常伴有呼吸节律的改变，常见于车祸外伤等情况。

（5）血源性呼吸困难：是由红细胞携带氧量减少、血氧含量降低所致，表现为呼吸浅、心率快。这类呼吸困难往往通过血生化检查可以得到提示。

◎ 预防气促小贴士

气促是可以预防的，生活当中只需稍加注意就可以避免气促的发生。

1. 做好"三远离"

（1）远离剧烈运动：老年人或者是平素体质较差的人群，应该减少剧烈运动，或者避免运动时间过长。剧烈的运动会导致过度换气，使呼吸道热量丢失过多，呼吸道内环境变冷可引起气管收缩或痉挛，继而出现气促、喘息等，严重时可以出现窒息。

（2）远离过敏原：户外活动时，花粉、食物、尘螨、动物毛屑等容易引起气管、支气管收缩，诱发气促，所以特殊的人群或者近期有呼吸疾病的人群应该适当减少户外运动。

（3）远离引起气促的药物：一些常见的感冒药和治疗心血管系统疾病的药物容易引起气促或喘息，如阿司匹林、心得安等。因此，气促的患者应远离这些药物，不可自行服药，应该严格遵循医嘱用药。

2. 平稳的情绪是健康的保护神

气促的患者容易出现激动、紧张不安、易怒等情绪变化，可使呼吸加快、换气过度、心率加快，故应该保持平稳的情绪、乐观的心态。

◎ **请注意，这些食物或者生活习惯容易导致气促**

（1）每餐只吃七八分即可，就餐过饱，人体需要更多的氧来帮助消化食物，因而呼吸加快，故容易引起气促。

（2）冷饮、高蛋白食物容易引起过敏反应或肥胖，易导致气促、咳嗽、喘息。

（3）辛辣刺激食物或嗜烟酒等不良嗜好容易使支气管痉挛，引起气促。

（4）热性体质患者还应该禁忌甘温或辛燥水果，如杏、龙眼、芒果、荔枝等，这些水果容易使人体产热生痰。

◎ **教您几个气促食疗方**

（1）冬瓜汁：小冬瓜 200g，切开，不去皮籽，填入冰糖 50g，放入锅中蒸至熟软，分多次代茶饮服；适用于痰热壅肺型气促。

（2）黑芝麻蜂蜜膏：黑芝麻 500g，生姜 200g，白蜂蜜 200g，冰糖 200g，先将黑芝麻研末，生姜切末取汁水，冰糖捣碎，然后将芝麻末、冰糖末、生姜水、蜂蜜一起搅拌，贮罐备用，每日早晚一汤匙；适用于肺肾气虚型气促。

（3）百合蜂蜜粥：百合 100g，蜂蜜 100g，粳米 100g，将百合剥瓣，洗净，放入蜂蜜蒸熟，再加入粳米熬成粥，每日 1～2 次；适用于肺肾阴虚型气促。

（4）鸭梨羹：鸭梨 1 个，花椒 50 粒，将鸭梨洗净，清除梨核，将花椒放入鸭梨中，隔水蒸熟，每日 1 次；适用于风寒束肺型气促。

◎ 治疗气促，人人都爱学的保健方法

（1）一杯清茶，气平促止：茶叶当中含有茶多酚，尤其是绿茶中，具有保健和抑制过敏物质的释放、缓解支气管痉挛的作用，可预防气促的发生、减轻气促的程度。

（2）常做扩胸操，养出健康肺：将上肢抬高，两手平举成一水平，双手握拳摆在胸前。双手不要分开，并试着让胸大肌用力，使手臂往上抬。手臂往上抬时吐气，放松时吸气。双手交叉，与肩平行，右手抓左臂，左手抓右臂。吐气，双手用力向前扩展，感觉胸大肌用力。保持 5 秒，放松。重复动作 10 次，有助于疏肝宣肺、理气化痰。

◎ 气促防治小偏方

（1）麻黄五味子甘草散

配方：麻黄、五味子、甘草各 30g，研磨成粉，分成 30 小包。

服用方法：口服，每次 1 小包，每日 2 次。

功效：缓解风寒束肺导致的气促、喘息、咳嗽。

（2）胡桃杏仁丸

配方：胡桃肉 250g，杏仁 100g，蜂蜜 100g，胡桃肉、杏仁打末成粉，加入蜂蜜，做成每丸 10g。

服用方法：口服，每次 1 丸，每日 2 次。

功效：缓解老年慢性气促、喘息、食欲下降等。

（3）地龙粉

配方：地龙研磨。

服用方法：口服，每次 3～5g（或装胶囊），每日 2 次。

功效：缓解痰热壅肺型的气促、喘息。

（4）穴位贴敷

配方：白芥子、延胡索、细辛、甘遂各等量研末，姜汁调成小丸。

方法：选择在三伏天进行穴位贴敷，选肺俞、膻中、尺泽、足三里，每穴 1 丸，胶布固定，敷 1~2 小时。

功效：缓解肺肾虚寒型的气促、喘息、咳嗽等。

◎ 小贴士

①通气与换气：通气是指自然界中的空气从鼻子进入肺的过程。换气是指组织血液当中的气体与肺泡当中的气体交换的过程。

②肺俞：位于第 3 胸椎棘突旁开 1.5 寸。

③膻中：位于两乳头连线的中点。

④尺泽：肘横纹中，肱二头肌肌腱桡侧凹陷处。

⑤足三里：在小腿前外侧，当犊鼻下 3 寸，距胫骨前缘一横指。

◎ 气促，就医前准备好回答这几个问题

（1）气促发作前是否接触过花粉、蚊虫等，发病急缓、加重与缓解的方式（与劳动、体位等的关系）？

（2）气促发作时的程度（较轻、中度、重度不能忍受）？持续的时间？

（3）气促时是否有咳嗽、咳痰、呼吸困难、咯血、大汗或血压下降等症状？

（4）平素是否有心肺方面的疾病（如高血压、冠心病、肺结核等）？

（5）平素饮食、起居的情况如何？是否吸烟酗酒？

（6）平时性情平和还是急躁易怒？发病前有无剧烈的情绪波动？

（7）是否长期生活在潮湿环境或气促是否在梅雨季节发作？

（8）以前是否治疗过，用过的药物哪些有效、哪些无效？

◎ 气促需要进行哪些辅助检查

（1）影像学检查：胸部 X 线可以了解肺部、胸壁是否有炎症，是否有胸腔积液等。

（2）血常规检查可以了解是否有感染、贫血等。

（3）心电图检查可以了解是否有心脏方面的疾病：心律失常、心肌梗死等。

（4）血气分析可以了解是否有呼吸衰竭、呼吸性酸碱中毒等。

（5）血电解质等检查可以了解是否存在电解质紊乱等。

◉ 气促，西医怎么治

1. 病因治疗

积极寻找引起气促的原因，如感染引起等，并根据病原体选择合适的药物；气道梗阻时，要开放气道，防止误吸；若为肺不张等，首先应积极恢复肺脏呼吸功能、解除压迫或不张；其次，应考虑是否为心脏方面的疾病，积极改善心脏功能，降低心肌耗氧量。

2. 对症治疗

纠正缺氧症状，维持水电解质平衡，加强营养支持，以促进机体功能的恢复。注意多休息，保持心情愉悦，避免劳累。

◉ 气促中医辨证论治全攻略

（1）风寒束肺

证候：咳嗽气促，胸部胀闷，痰稀色白，头身疼痛，恶寒或有发热，鼻塞，口不渴，无汗。苔薄白，脉浮紧。

治法：疏风散寒，宣肺平喘。

方药：华盖散加减。药用炙麻黄、杏仁、甘草、陈皮、桑白皮、苏子、赤芍等。

（2）寒饮停肺

证候：气促咳嗽，或喉中哮鸣，痰液清稀多泡沫，胸部胀闷，恶寒怕冷。舌淡，苔白滑，脉弦。

治法：温肺散寒，化饮平喘。

方药：小青龙汤加减。药用麻黄、芍药、甘草、细辛、干姜、桂枝、五味子、制半夏等。

（3）表寒肺热

证候：气促，咳嗽，胸部胀闷，息粗，鼻翕，咳而不爽，痰黄质稠，恶寒发热，头身疼痛，无汗或有汗，口渴。苔薄白或黄，脉浮数。

治法：疏风散寒，清肺平喘。

方药：麻杏甘石汤加减。药用麻黄、苦杏仁、甘草、生石膏、知母、黄芩、款冬花等。

（4）痰热壅肺

证候：气促，咳嗽，胸部胀闷，痰多黏稠、色黄或夹血丝，胸中烦热，身热，有汗，渴喜冷饮，面红，咽干，小便短黄，大便秘结。苔黄腻，脉滑数。

治法：清热化痰。

方药：桑白皮汤加减。药用桑白皮、贝母、制半夏、苏子、苦杏仁、黄芩、黄连、栀子、生姜等。

（5）痰气互结

证候：咳嗽痰多，气促胸闷，喉间痰鸣。舌淡或稍暗，苔白腻，脉弦紧。

治法：化痰降气。

方药：苏子降气汤加减。药用苏子、制半夏、前胡、厚朴、肉桂、当归、炙甘草、生姜、大枣、苏叶等。

（6）气郁伤肺

证候：每遇情志刺激而诱发气促，发时突然呼吸急促，胸闷胸痛，咽中如窒。苔薄，脉弦。

治法：宣肺解郁，下气平喘。

方药：五磨饮子加减。药用沉香、木香、槟榔、乌药、枳实、白酒等。

（7）肺气虚

证候：气促喘息，声低懒言，咳声低微，神疲肢倦，面色少华，自汗畏风。舌淡，脉弱。

治法：补气益肺。

方药：补肺汤加减。药用人参、黄芪、熟地黄、五味子、紫菀、桑白皮等。

（8）肺肾气虚

证候：气促咳喘日久，动则尤甚，呼多吸少，气不得续，神疲，自汗，肢冷，或有浮肿，面青唇紫。舌淡，苔白，脉沉细。

治法：补肾益肺，纳气平喘。

方药：平喘固本汤加减。药用人参、五味子、冬虫夏草、胡桃仁、沉香、磁石、苏子、款冬花、法半夏、橘红等。

（9）肺肾阴虚

证候：气促咳喘，痰少质黏，面色潮红，五心烦热，口干咽燥。舌红少津，少苔，脉细数。

治法：滋补肾阴，润肺平喘。

方药：七味都气丸加减。药用熟地黄、山茱萸、山药、茯苓、牡丹皮、泽泻、五味子等。

气促必备家庭小药箱

（1）小青龙颗粒

功效：解表化饮，止咳平喘。

主治：用于风寒束肺型的咳嗽、气促喘息等。

用法用量：口服，每次 10g，每日 3 次。

（2）肺力咳胶囊

功效：清热解毒，降气祛痰。

主治：用于痰热壅肺型的气促喘息、咳嗽痰多。

用法用量：口服，每次 3 ~ 4 粒，每日 3 次。

（3）逍遥丸

功效：疏肝健脾，养血调经。

主治：气郁伤肺型的气促咳嗽、失眠心悸等。

用法用量：口服，每日1丸，每日2次。

（4）金水宝胶囊

功效：补益肺肾。

主治：肺肾气虚型的气促咳嗽日久、胸闷气短等。

用法用量：口服，每次3粒，每日3次。

第七节 胸 闷

◉ 教您了解胸闷

西医学认为，胸闷是一种主观的感觉，表现为呼吸费力或自觉"气不够用"。临床上根据病情轻重的不同，胸闷的症状可有很大的差异，轻者不影响正常生活，重者可感觉呼吸困难、胸前有巨石压迫，有些甚至表现为濒死感。引起胸闷的原因很多，有功能性的，如心肺器官的神经官能症；也有器质性的病变，如冠心病、气胸、呼吸道感染等，甚至心肌梗死、肺栓塞等危重病。

中医学认为，胸闷是指患者自觉胸部痞塞满闷的症状。胸闷多与心、肺等脏气机不畅有关，寒热虚实等多种因素皆可出现胸闷的症状。

◉ 简单区分不同原因的胸闷

生活中引起胸闷的原因很多，可以学习简单的区分方法，以免遇到疾病时发生恐慌。

（1）哮喘：多表现为突然出现胸部紧闷、呼吸困难，喉间可出现哮鸣声，不能平卧。这类胸闷往往还伴随其他的临床症状和病史。

（2）慢性阻塞性肺疾病：多具有长期的咳喘病史，自觉胸中胀闷、咳嗽咳痰、气短气喘、动则尤甚，尤其是吸烟时间较长的男性。

（3）肺部衰竭：多有严重的肺病，或因吸入邪毒，出现胸闷、喘息抬肩、唇紫、肢冷、咳喘气逆等。

（4）尘肺：多为长期粉尘接触所致，可出现胸闷、咳嗽、气喘、胸痛、咯血等症状。这类疾病多发生在大型工厂等集体中。

（5）胸腔积液：多为心肺疾病日久大量输液造成，可出现胸闷痛、气喘、咳大量泡沫痰、两肺有湿啰音等症状。

◎ **顺应四季变化，养出健康肺脏**

（1）春季主阳气升发、万物生长，宜信步、披发、散肩，春捂宜有时。春季五行对应肝脏，宜增加温性和酸性食物的摄入；调整心情，勤做深呼吸。

（2）夏季主火热、阳气极盛，宜减衣出行，不宜剧烈运动以免增加排汗。夏季五行对应心脏，宜进食补气养心食材，常可选取清补之品，如莲藕、冬瓜、鸭肉等。

（3）秋季为肃杀之季，天气干燥、昼热夜寒、多雾霾，故出行需注意防晒、及时补充水分，早睡早起，秋冻宜有时。秋季五行对应肺脏，是养肺的好时机，饮食上可选择滋阴润肺之品，如银耳、蜂蜜等。肃杀之季、秋雨绵绵，适合登高远眺，感受秋高气爽，切勿触景生悲。

（4）冬季主封藏，气候寒冷、万物凋零，宜进食高热量之品，让机体顺利过冬，多喝水，润肺滋阴。冬季五行对应肾脏，中医讲，肺为气之主，肾为气之根。养好肾对于肺脏是有很大帮助的。饮食上宜进食黑木耳、狗肉、羊肉等温热食物，配合适当运动，为来年储蓄能量。

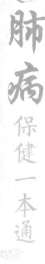

◎ 忧伤和悲愁是胸闷直接原因

中医学认为，人的脏腑活动与情志是密切相关的，其中肺与"悲忧"相关。过度的悲伤可损伤肺气，导致肺气的宣降运动失调而出现呼吸气短、胸闷等肺气不足的表现，且人体对自然界的刺激更加敏感，容易形成恶性循环。所以应该每天保持快乐的心情。

◎ 教您几个胸闷食疗方

（1）瓜蒌粥：瓜蒌20g，粳米100g，先煎山楂取汁，再放入粳米熬粥；适用于痰热结胸型胸闷。

（2）山药雪梨汤：生山药300g，雪梨2个，蜂蜜适量，将山药洗净，去皮切片，雪梨去皮切片，熬汤，最后调入蜂蜜，每日1次；适用于心肺阴虚型胸闷。

（3）冰糖柿子饼：柿子饼3个，冰糖少量，将柿子饼切碎，放入碗中，加入冰糖和清水，蒸熟即可食用，每日1次；适用于风痰恋肺型胸闷。

（4）梅橘汤：梅花10g，橘皮10g，将梅花、橘皮洗净，橘皮切丝，放入锅中，加清水熬成汤；适用于气滞胸膈型胸闷。

◎ 胸闷的保健方法，您做对了吗

胸闷患者应多注意生活中要避免对心、肺等器官的损伤。

（1）一套伸展操，远离胸闷：俯卧在地板上，双腿并拢，向后伸展，脚背贴地，双手小臂着地，置于胸下，支撑起上半身。双膝用力，向上抬起臀部。呼气，下压胸部，直至贴在地板上，保持这个姿势呼吸5次。吸气，抬起上半身。呼气，还原至起始姿势。休息30秒后，重复以上步骤，如此3~5次。功效宣肺降气、强筋壮骨。

（2）每天唱唱歌，加快废气排出：我们在生活中发现，歌唱家或喜欢唱歌的人群较少发生胸闷等症状。这是因为唱歌时人体能吸入更多的空气，胸肌伸展、胸廓扩张，肺活量明显增加，促进了肺内气体的交换，使人体的新陈代谢加快，组织细胞接受更多的氧气和能量，延缓肺功能的衰退，可以减轻胸闷、气促、咳嗽等症状。当然唱歌也不能用力过度或持续时间过长，以免损伤咽喉和气管。

◎ 胸闷防治小偏方

（1）瓜蒌茶

配方：瓜蒌 100g，蜂蜜 50g。

服用方法：将瓜蒌放入茶壶中泡开，水温下降时，加入少许蜂蜜，口服，每日 2～3 次。

功效：适用于气滞型胸闷。

（2）鲜竹沥汁

配方：鲜竹沥 100g。

服用方法：加入少许温水，口服，每日 2～3 次。

功效：适用于痰热结胸型胸闷。

（3）桔梗甘草汤

配方：桔梗 10g，甘草 5g，陈皮 10g。

服用方法：水煎服，饮水 50mL，每日 2 次。

功效：适用于风痰犯肺型胸闷。

（4）川贝母雪梨羹

配方：川贝母 10g，雪梨 1 个。

服用方法：蒸熟，喝汁，每日 2 次。

功效：痰热结胸型胸闷。

◎ 针灸治疗胸闷效奇

（1）体针疗法

取肺俞、心俞、膻中、内关、合谷、足三里等穴位，平补平泻，必要时配合灸法。

心俞：位于第 5 胸椎棘突，旁开 1.5 寸。

内关：位于前臂掌侧，当曲泽与大陵的连线上，腕横纹上 2 寸，掌长肌肌腱与桡侧腕屈肌肌腱之间。

足三里：在小腿前外侧，当犊鼻下 3 寸，距胫骨前缘一横指。

（2）耳针疗法

取穴常选心、肺、肾、肝、皮质下等，留针 30 分钟，或用王不留行籽贴压。

◎ 胸闷，就医前准备好回答这几个问题

（1）胸闷的发生是否有诱因，发病急缓、加重与缓解的方式（与劳动、体位等的关系）？

（2）胸闷发作的程度（较轻、中度、重度且不能忍受），持续的时间？

（3）胸闷时是否有伴随症状，如咳嗽、咳痰、呼吸困难、咯血、大汗或血压下降？

（4）平素是否有心肺方面的疾病（如高血压、冠心病、肺结核等）？

（5）平素饮食、吸烟酗酒、起居等情况？

（6）平时性情平和还是急躁易怒？发病前有无剧烈的情绪波动？

（7）是否对食物或药物过敏，突感胸闷、心悸？

（8）是否长期生活在潮湿环境或在梅雨季节发作？

（9）以前是否接受过治疗，用过哪些药物有效、哪些药物无效？

◎ 胸闷需要进行哪些辅助检查

（1）监测呼吸、心率、血压。

（2）血常规、大小便常规检查可以了解是否存在感染、贫血等。

（3）影像学检查，如胸部 X 线可以了解是否有肺部感染、胸腔积液，以及纵隔的情况；MRI 可以了解胸部是否有肌肉或组织的病变；CT 可了解

肺病
保健一本通

肺部血管、气管、支气管的病变。

（4）超声检查，如心脏超声检查可了解是否有心脏功能下降、各心房及心室的大小。

（5）心电图检查可了解是否有心肌梗死、心动过速、传导阻滞。

（6）血气分析、血电解质检查可了解是否有电解质紊乱、呼吸性或代谢性酸碱中毒。

◎ 胸闷，西医怎么治

（1）病因治疗：积极针对病位治疗，区分功能性或器质性病变，如考虑肺源性心脏病，可加强控制感染、氧疗、控制心力衰竭等；考虑支气管扩张引起的胸闷，则应改善气流受限情况、清除气道分泌物等；考虑冠心病导致的胸闷，需改善心脏供血、缓解冠状动脉粥样硬化等。

（2）对症治疗：纠正缺氧症状，维持水电解质平衡，加强营养支持，恢复机体一般功能，多休息、多饮水，避免劳累。

◎ 胸闷中医辨证论治全攻略

（1）气滞胸膈

证候：胸部胀痛或攻窜作痛，痛无定处，常发于情志变化之后，精神抑郁，情志不舒，常喜叹气或揉按胸部，脉弦。

治法：行气宽胸止痛。

方药：四逆散加减。药用枳实、柴胡、芍药、甘草等。

（2）风寒束肺

证候：胸闷，气喘，恶寒发热轻，咳嗽声重，咳痰稀白，无汗。苔薄白，脉浮紧。

治法：疏风散寒宣肺。

方药：杏苏散加减。药用杏仁、苏叶、橘红、半夏、桔梗、枳壳、前胡、茯苓、甘草、大枣、生姜等。

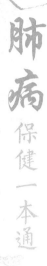

（3）风痰恋肺

证候：胸闷，咳嗽，咳痰不爽，或微恶风寒，头痛。舌淡红苔白腻，脉滑数。

治法：疏风化痰宣肺。

方药：止嗽散加减。药用紫菀、百部、白前、陈皮、桔梗、荆芥、甘草、生姜等。

（4）痰热结胸

证候：胸部胀闷，咳嗽，气粗息促，或喉中痰声，痰多而黄稠，面赤，发热，口干欲饮。舌质红苔黄腻，脉滑数。

治法：清热化痰宽胸。

方药：黄连温胆汤加减。药用黄连、制半夏、陈皮、茯苓、甘草、生姜、竹茹、枳实等。

（5）痰湿蕴肺

证候：胸闷，咳嗽反复发展，咳声重浊，痰多易咳，晨起或食后咳甚，痰多，脘痞纳差，体倦，大便稀。舌苔白腻，脉濡或滑。

治法：燥湿化痰宣肺。

方药：苍白二陈汤加减。药用制半夏、陈皮、茯苓、甘草、苍术、白术、苏子、白芥子、莱菔子等。

（6）饮停心肺

证候：胸闷，咳嗽，气喘或有哮鸣音，痰稀白或有涎沫，或心悸。舌淡苔白滑，脉弦紧或弦滑。

治法：温阳化饮。

方药：苓桂术甘汤加减。药用茯苓、桂枝、白术、甘草等。

（7）心肺气虚

证候：胸闷，咳嗽，心悸日久，气短而喘，痰多稀薄，神疲乏力，面色无华，纳呆。舌淡，脉弱。

治法：补益心肺。

方药：补肺汤加减。药用人参、黄芪、熟地黄、五味子、紫菀、桑白皮等。

（8）心肺阴虚

证候：胸闷，心悸，干咳，失眠，多梦，健忘，口燥咽干，手足心热，潮热颧红。舌质红苔少，脉细数。

治法：滋补心阴。

方药：沙参麦冬汤加减。药用沙参、玉竹、天花粉、麦冬、扁豆、桑叶、甘草等。

◎ 胸闷必备家庭小药箱

（1）急支糖浆

功效：清热化痰。

主治：用于治疗痰热结胸型咳嗽、胸闷、气促等。

用法用量：口服，每次 20mL，每日 3 次。

（2）小青龙颗粒

功效：解表化饮，止咳平喘。

主治：用于治疗风寒束肺型咳嗽、胸闷、气促喘息等。

用法用量：口服，每次 10g，每日 3 次。

（3）复方胎盘片

功效：补益心肺。

主治：用于治疗心肺气虚型胸闷、乏力、体倦等。

用法用量：口服，每次 4 片，每日 3 次。

（4）雪梨膏

功效：清热润肺。

主治：用于治疗肺阴虚型胸闷、咳嗽、失眠等。

用法用量：口服，每次 10mL，每日 3 次。

第八节　胸　痛

◎ 教您了解胸痛

胸痛是临床上最常见的症状之一，主要是由胸部疾病所致，少数由其他疾病引起。胸痛的程度因个体差异而表现不同。

中医学认为，胸痛是指胸的某一部位疼痛的症状。胸居上部，内藏心肺，故胸痛多与心肺病变有关。常见的病因有痰瘀阻滞心脉、痰热壅塞肺气、情志郁结导致胸中气机不利、外伤等。

◎ 胸痛非小事，切莫久拖之

引起胸痛的原因很多，患者千万不能掉以轻心，也不要随便乱用药物或随便接受推拿按摩等治疗。各种化学、物理及刺激因素均可导致胸部神经受到刺激，继而引起胸痛，甚至可以出现远离该器官位置的某个体表或深部组织的疼痛，临床称之为牵涉痛。故原因不明的胸痛或疼痛剧烈者应尽早就医，千万不能随便乱用药物，尤其是各类型的止痛药，以免掩盖病情。

◎ 不同部位的胸痛对应不同的疾病

（1）胸壁疾病所致的胸痛常固定在病变的部位，且局部有压痛；若为胸壁皮肤的炎症性病变，则局部多有红、肿、热、痛表现。

（2）肋间神经分布之处痛剧，常见于带状疱疹，且可见成簇的水泡。

（3）胸骨后方和心前区或剑突下痛，多见于心绞痛或心肌梗死，有时还可放射到左肩和左臂内侧，甚至达小指。

（4）胸背部疼痛，并放射到下腹、腰部等，常见于主动脉夹层动脉瘤等。

（5）肩部、腋下痛，并向上肢内侧放射，多见于肺尖部肺癌。

（6）胸骨后胸痛者多见于食管及纵隔病变。

总之，肺系病变所致的胸痛有其共同的特点，即胸壁局部压痛，多伴有咳嗽或咳痰，咳嗽和深呼吸可使疼痛加重，且多有影像学的改变。

◎ 如何预防胸痛的发生

（1）呼吸清新空气是保护肺脏的前提

①日常生活工作当中易接触雾霾、粉尘等有害物质，这些物质很容易进入肺组织，引起肺部的病变，继而引起咳嗽、胸痛等症状，所以当空气环境差时，应佩戴好口罩，减少呼吸道有害物质的吸入。

②夏季天气炎热，长时间处在空调环境中很容易患上"空调病"。在空调房中空气不流通、内部氧气含量少、干燥，人体很容易出现胸闷、头痛等症状；且由于气温低，容易滋生细菌或病毒，人体接触后，可以引起肺部的病变，所以应该保持室内空气新鲜。

③拒绝吸烟或吸二手烟。烟雾当中含有很多有害物质，容易损害肺部组织，造成胸痛、胸闷等肺部病变。

（2）适当的锻炼是保护肺脏的基础

平常适当的锻炼，如慢跑、游泳、太极拳等，可以增强体质，使肌肉组织及肺部得到伸展，提高身体免疫力；其次应当避免外伤，给肺部创造良好环境，这样才能使自身远离疾病。

◎ 请注意，这些习惯或食物易导致胸痛

（1）胸痛的头号杀手——熬夜。

中医学认为，人体应该顺应自然界的运行规律，春夏秋冬、日夜星辰交替运转，尤其是昼夜规律，只有顺应这些自然规律才会使自身远离疾病。夜间阴气运行，人体处于休养状态，为白天的阳气运行做准备。熬夜则可打破这一自然规律，对机体的影响非常大，经常熬夜可致五脏阴阳失调，易造成皮肤干燥、免疫力下降，甚至胸痛、胸闷等症状。

（2）胸痛的慢性杀手——肥甘厚味。

中医学认为，食材各有对应的脏腑，辛味、白色食物多入肺脏。长期过多进食肥甘厚味，除可导致人体负荷过重外，还影响机体其他营养物质的吸收。科学家及营养师发现，多进食深绿色蔬菜可以减少肺癌的发生，而维生素 A 可以维持细胞核的完整性，维持正常的代谢，加速组织的修护。

◉ 胸痛有哪些保健方法

（1）一套起床操，清爽一整天

①仰卧，双手抓住头上方床沿，单腿依次直膝向上举腿，背部及臀部紧贴床面。向上举腿时应稍快，回落时稍慢。

②仰卧，屈膝，双膝并拢，双脚分开略比臀宽，双臂伸直（掌心向下）置于体侧，双腿分开，以肩支撑，吸气抬臀，身体重心移至肩部。呼气，慢慢降臀部放下，还原。重复 5 ~ 10 次。

③仰卧，将手臂环绕在大腿上，轻轻将膝关节拉向胸部，保持这个姿势 10 秒；然后不要放开手臂，抬起头，让前额尽可能碰触膝关节，保持姿势 10 秒，最后慢慢放松。

功效：舒展肺气，降气排浊。

（2）常揉列缺穴，补肺又益肾

列缺穴位于前臂桡侧缘，桡骨茎突上方，腕横纹上 1.5 寸。按摩时，双手宜轻握拳，拳心向上，轻放桌上，然后用拇指指端按在列缺穴处，逐渐用力，做深压捻动。

◉ 胸痛防治小偏方

（1）桑白皮汤

配方：桑白皮 10g，苦杏仁 10g，射干 10g。

服用方法：煎水，口服，日 2 ~ 3 次。

功效：适用于治疗痰热结胸型胸痛。

（2）紫苏萝卜外洗方

配方：紫苏 100g，白萝卜 250g，鲜橘皮 100g。

服用方法：煎水，煮沸成 1 水桶，泡脚，日 2 次。

功效：解表散寒，行气止痛。

（3）百合地黄饮

配方：百合 100g，生地黄 100g，枸杞子 100g。

服用方法：泡水，口服，日 2 ～ 3 次。

功效：养阴清肺，润燥。

◎ **针灸治疗胸痛效奇**

（1）体针疗法

常取内关、外关、神门、曲池、合谷、足三里、三阴交等穴，一般平补平泻，必要时配合灸法。

①外关：前臂背侧，在前臂后区，当阳池与肘尖的连线上，腕背侧远端横纹上 2 寸，尺骨与桡骨间隙中点。

②神门：位于腕部，腕掌侧横纹尺侧端，尺侧腕屈肌肌腱的桡侧凹陷处。

③三阴交：位于小腿三阴交内侧，踝关节上 3 寸。

（2）耳针疗法

取心、肺、肾、肝、皮质下等穴位压豆治疗，对缓解胸痛有良效。

◎ **教您几个胸痛食疗方**

（1）贝母雪梨羹：雪梨 1 个（约 250g），川贝母 10g，百合 15g，冰糖 20g。雪梨洗净切片，川贝母敲碎，百合泡水 10 分钟，加入碗中，放入冰糖，清水，蒸熟即成，每日 2 次；适用于痰热结胸型胸痛。

（2）莲子百合蛋黄煲：莲子 20g，百合 20g，鸡蛋黄 2 个，冰糖 10g，莲子去芯，百合洗净泡水，先将莲子百合煮沸，加入鸡蛋、冰糖即成，每日1次；适用于阴虚肺燥型胸痛。

（3）菊花饮：胖大海2粒，菊花6朵，山楂10g，橘皮10g，全部放入茶壶中，注入开水，焖15分钟，即可饮用，每日2次；适用于气滞胸膈型胸痛。

（4）萝卜冬瓜汤：白萝卜200g，冬瓜仁150g，薏苡仁100g，先煮薏苡仁约20分钟，再加入白萝卜、冬瓜仁熬熟即成，每日1次；适用于热扰胸膈型胸痛。

◎ 胸痛，就医前准备好回答这几个问题

（1）胸痛的发生是否有诱因，发病急缓、加重与缓解的方式是什么？

（2）胸痛部位、性质（胀痛、刺痛、烧灼痛）、程度如何（剧烈、轻微、隐痛）？持续的时间（几分钟、数小时、更长时间）？

（3）胸痛时是否有伴随症状，如咳嗽、咳痰、呼吸困难、咯血、大汗或血压下降？

（4）胸痛时是否有放射痛，如放射到肩部、上肢、左臂、背部？

（5）既往是否有其他的疾病，如肺炎、肺结核、冠心病、消化道疾病？

（6）家族直系亲属是否有类似疾病，如冠心病、高血压、肺癌等？

（7）是否有吸烟、酗酒、接触粉尘等异物情况？

（8）平时性情平和还是急躁易怒，发病前有无剧烈的情绪波动？

（9）以前是否治疗过，用过哪些药物有效、哪些药物无效？

◎ 胸痛需要进行哪些辅助检查

（1）常见的血液生化检查：如血常规、C反应蛋白可以了解是否有感染、贫血等。

（2）影像学检查：如胸部X线可以了解是否有肺部感染、胸腔积液及纵隔的情况；MRI 可以了解胸部是否有肌肉或组织的病变；CT 可了解肺部血管、气管、支气管的病变。

（3）超声检查：如心脏超声检查可了解是否有心脏功能下降、各心房及心室的大小。

（4）心电图检查：可了解是否有心肌梗死、心动过速、传导阻滞。

（5）冠状动脉造影检查：了解冠状动脉是否有狭窄等。

◎ 胸痛，西医怎么治

（1）病因治疗：胸壁疾病（如急性皮炎、皮下蜂窝组织炎、带状疱疹等）引起的胸痛，应根据病原体进行治疗；心血管疾病（如心绞痛、心肌病、肺动脉高压等）引起的胸痛，应积极改善心脏功能、控制血压；呼吸系统疾病（如胸膜炎、胸膜肿瘤、血胸、肺癌等）引起的胸痛，应根据具体情况采取手术治疗或保守治疗；另外，食管炎、食管癌、食管裂孔疝等，可根据诱发因素、病情采取相应治疗。

（2）对症治疗：纠正缺氧症状，维持水电解质平衡，加强营养支持，恢复机体一般功能，多休息、多饮水，避免劳累。

◎ 胸痛中医辨证论治全攻略

（1）气滞胸膈

证候：胸部胀痛或攻窜疼痛，痛无定处，常发于情志变化之后，精神抑郁，情志不舒，常喜叹气或揉按胸部，脉弦。

治法：行气宽胸止痛。

方药：四逆散加减。药用枳实、柴胡、芍药、甘草等。

（2）胸络不和

证候：胸部刺痛，固定不移，入夜尤甚，时有心悸不宁。舌质紫暗，脉象沉涩。

治法：活血化瘀止痛。

方药：血府逐瘀汤加减。药用当归、生地黄、桃仁、红花、枳壳、赤芍、柴胡、甘草、桔梗、川芎、牛膝等。

（3）痰气阻膈

证候：胸闷如窒，胸痛牵引肩背，气喘，痰多。苔腻，脉弦滑。

治法：祛痰理气宽胸。

方药：瓜蒌薤白半夏汤加减。药用瓜蒌、薤白、半夏、白酒等。

（4）饮停胸胁

证候：胸痛，咳时为甚，胸廓饱满，吐痰清稀。苔白滑，脉弦或濡。

治法：化饮逐水宽胸。

方药：椒目瓜蒌汤加减。药用川椒目、瓜蒌、葶苈子、桑白皮、苏子、法半夏、茯苓、橘红、蒺藜、生姜等。

（5）寒实结胸

证候：胸膈胀闷，胸痛彻背，感寒痛甚，心悸，气短，重则喘息，不能平卧，面色苍白，四肢厥冷。舌淡苔白，脉沉细。

治法：散寒宣痹。

方药：瓜蒌薤白白酒汤。药用瓜蒌、薤白、白酒、木香、丹参等。

（6）痰热结胸

证候：胸部胀满疼痛，咳嗽痛甚，气息喘粗，喉中痰声，咳痰量多，质黄稠，或有腥臭味，身热，口干欲饮。舌红苔黄腻，脉滑数。

治法：清热化痰宽胸。

方药：清金化痰丸加减。药用瓜蒌、贝母、橘红、茯苓、桔梗、桑白皮、黄芩、栀子、麦冬、知母、甘草。

（7）热扰胸膈

证候：身壮热，胸部灼热疼痛，咳嗽，吐痰黄稠，大汗出，口大渴，大便干结，小便短赤。舌质红苔黄，脉数。

治法：清热凉膈止痛。

方药：小柴胡汤加减。药用柴胡、黄芩、半夏、人参、生姜、大枣、甘草等。

（8）阴虚肺燥

证候：胸痛日久，干咳少痰，或痰中带血，或声音嘶哑，口干咽燥，午后潮热，手足心热，夜寐盗汗，神疲。舌质红苔少，脉细数。

治法：滋阴清肺润燥。

方药：沙参麦冬汤合泻白散加减。药用沙参、麦冬、玉竹、天花粉、桑叶、扁豆、甘草、桑白皮、地骨皮等。

◎ 胸痛必备家庭小药箱

（1）舒肝调气丸

功效：舒肝调气，开郁止痛。

主治：气滞胸膈型胸痛。

用法：口服，每次 3g，每日 3 次。

（2）三七粉

功效：活血化瘀，行气止痛。

主治：胸络不和、胸部外伤所致的胸痛。

用法：口服，每次 3g，每日 2 次。

（3）复方延胡索止痛片

功效：活血行气，止痛。

主治：气滞血瘀型胸痛。

用法：口服，每次 0.3g，每日 3 次。

（4）小柴胡颗粒

功效：解表散热，疏肝和胃。

主治：热扰胸膈型胸痛。

用法：口服，每次 2 ~ 4g，每日 3 次。

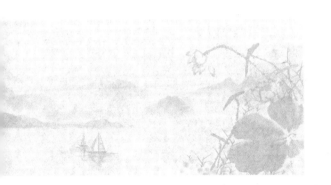

第三章

常见肺部疾病的防与治

第一节　急性上呼吸道感染

◎ 教您了解急性上呼吸道感染

急性上呼吸道感染简称上感，又称普通感冒，是鼻腔、咽或喉部急性炎症的总称。广义的上感不是单一疾病诊断，而是一组疾病，包括普通感冒、病毒性咽炎、喉炎、疱疹性咽峡炎、咽结膜热、细菌性咽－扁桃体炎；狭义的上感又称普通感冒，是最常见的急性呼吸道感染性疾病，多呈自限性，但发病率较高。成人每年发生 2～4 次，儿童发生率更高，每年 6～8 次。全年皆可发病，冬春季较多。本病以对症治疗及病因治疗为主。

西医学所称的上呼吸道感染可参照中医学感冒治疗。感冒又称伤风，全年均可发生，以冬春季节或气候突变时更易患病。中医学认为，气候变化、寒热失调、起居不慎、疲劳过度或饮酒过量等因素，可使人体腠理疏松、卫阳不固，风邪乘虚侵袭人体而成病。根据侵袭人体风邪的寒热性质不同，分为外感风寒或外感风热，分别用祛寒散风或清热疏风的方法进行治疗。

一、未病期

◎ 生活起居预防

1. 生活规律，运动强身

保持规律的作息，保证充分的睡眠，不过度劳累，更不要通宵达旦地玩乐而耗伤正气。体力充沛，正气不虚，则机体能抵御各种外界常见的病邪而不容易感冒。同时生命在于运动，适量运动可使气机调畅、气血流通，提高抗病能力，减少疾病发生，促进健康长寿。另外，日光有助抗病毒，日光中的紫外线可使感冒病毒丧失活性。但运动应适度，因人而异，运动量和运动时间要循序渐进，以身体发热、微觉出汗为度。天气好可多在室外活动，天气不好则在室内。锻炼贵在坚持，持之以恒才能显现出增加抵抗力的效果。

2. 防寒保暖

中医学认为，感受外界风寒之邪是感冒最常见的病因。《黄帝内经》中的"虚邪贼风，避之有时"就明确提出要注意提防外界的邪气。青壮年体质健硕，但往往自逞年轻体壮，不注意防护，天寒地冻仍穿着单薄或冒雨淋湿，易感邪而致病；而老年人由于本身体质较弱，有时比较轻微的降温，或是洗浴后、晨起穿衣时稍有不慎都会着凉。另外，商场、医院等公共场所夏季普遍使用空调，温度过低也是风寒邪气的一大重要来源。日常防寒保暖是预防感冒最基本、最重要的内容，同时也是最经济的手段。老年人的防寒衣最好选择蓬松度大、重量轻、保暖性能好的棉衣、羽绒衣、丝棉衣物等，穿起来既暖和又轻松；注意腿脚的保暖，尤其是外出时，应穿宽松、干燥、防滑的棉鞋或毛皮鞋，袜子以棉质为佳；老年体弱者出入公共场所时最好随身携带一件外衣或毛毯，以备不时之需；运动或体力劳动后，出汗较多，应及时擦干，避免吹风，汗出当风是最易着凉的。老年人或平素体质偏弱者在寒冷季节起居、洗浴时应配备取暖设备。年老体弱者遇冬夏极端气候，或气温剧烈变化的时节应尽量减少外出。

3. 避免交叉感染

在感冒高发季节应尽量减少外出，尤其是到人群密集的公共场所，避免与患者接触。如家中有人患流感，应尽量分室居住，特别是老年人、婴幼儿或体弱多病者，如条件不允许，也应戴口罩进行防护。

4. 合理膳食

唐代名医孙思邈倡导节制饮食，以食疗病，延年益寿。饮食宜清、淡、软、简，忌腻、厚、生、冷、杂，进食要适时、适量、适温，少进刺激之品，减少膏粱厚味的摄入。流感流行期间应不吃或少吃辛辣刺激性食物，少吃肥甘厚味，饮食宜清淡，宜适当多食新鲜蔬菜及水果。此外，还应多喝水。流感病毒"喜欢"干燥的呼吸道黏膜。在干燥的环境下，呼吸道黏膜的纤毛运动能力大大减弱，抵抗病毒的能力降低，故流感病毒易侵袭。

5. 勤洗手，注意个人卫生

飞沫传播是感冒病毒播散的一个重要途径。很多人打喷嚏的时候习惯用手遮，然而感冒病毒附着在手上再接触把手、桌椅等公用物品时就容易使病毒附着在上面，接触这些物品的人就可能沾染病毒，稍不注意就会将病毒带入呼吸道。因此，打喷嚏后要注意及时洗手，出入公共场所后也要认真洗手。

6. 勤通风，合理使用空调

在相对封闭的环境中，飞沫更容易将感冒病毒传播给他人。相反，如果是露天的环境，空气流动性好，空间内的病毒密度较低，则不容易传播。办公室及居室要经常开窗换气，以使人体排出的废气和屋里的病毒随风散走。定时开窗通风换气是降低室内病毒密度的有效方法。

空调给人们的生活带来舒适，但使用不当，对健康的危害也不容小视。使用空调应注意：①家用空调每年应进行一次全面清洗和消毒，特别是室内机的蒸发器。在空调使用期间，应经常清洗过滤网（用清水直接冲洗即可），最好每周1次。②开启空调前，先开窗通风10分钟，尽量使室外新鲜空气进入室内。③空调温度最好控制在26～28℃，室内外温差不宜超过8℃。④出风口不宜直对人、办公桌和床。⑤冬天天气干燥，可同时配合使用加湿器或在室内放一盆水。⑥夏天从室外进入室内前，宜先将身上的汗擦干。

7. 坚持洗冷水浴

坚持洗冷水浴可预防感冒的发生。冷水浴的方法按作用由弱到强依次为擦身、冲洗、淋浴、浸泡等。一般从冷水擦身开始，适应后再增加强度，并坚持到秋天或冬天。在时间选择上，应以晨起为佳，可以全方位地刺激人体功能，使人一整天都保持充沛的精力。最适宜的水温是20℃，开始锻炼时间宜短，2～3分钟即可，以后逐渐延长至10～15分钟，一般认为不宜超过 15 分钟。如水温低于 20℃时，时间应相应缩短，水温越低，时间应越短。

值得强调的是，冷水浴并非人人适宜，如婴幼儿及 60 岁以上的老人，女性在经期、孕期，因长期持续加班或生病而导致免疫力较差者，对冷水敏感，以及高血压病、心脏病、风湿病、坐骨神经痛患者，剧烈活动后、饭后等，均不宜冷水浴。进行冷水淋浴或游泳时须做准备活动，应在身体发热后再进行。冷水浴应该循序渐进，坚持不懈才能收到预期效果。进行冷水浴锻炼时，要注意自我感觉和体重等变化，如出现身体不适、体重减轻、失眠和食欲下降等，应暂停冷水浴。

◎ 饮食预防

1. 饮食宜忌

宜：①选择容易消化的流质饮食，如菜汤、稀粥、蛋汤、蛋羹、牛奶等。②饮食宜清淡少油腻，既能满足营养的需要，又能增进食欲，可予白米粥、小米粥、小豆粥，配清淡、爽口的佐菜。③保证水分的摄入，可饮用果汁，如山楂汁、猕猴桃汁、红枣汁、鲜橙汁、西瓜汁等，以促进胃液分泌，增进食欲。④多食含维生素 C、维生素 E 及红色的食物，如西红柿、苹果、葡萄、枣、草莓、甜菜、橘子、西瓜及牛奶、鸡蛋等。⑤饮食宜少量多餐，如热退后食欲渐增，可改为半流质饮食，如面片汤、清鸡汤、龙须面、小馄饨、菜泥粥、肉松粥、蛋花粥。

忌：①忌甜腻食物。②忌辛热食物。辣椒、芥末等辛热食物助火生痰，使痰变黏稠，不易咳出，还可致头痛、鼻塞加重。③忌烧烤、煎炸食物。④忌刺激性强的调味品。咖喱粉、胡椒粉、鲜辣粉等都具有强烈的刺激性，对呼吸道黏膜不利，使之干燥、痉挛，易引起鼻塞、呛咳等症状。⑤忌海鱼、柿子，忌烟、酒等。⑥风寒感冒忌食生冷瓜果及冷饮。

2. 防治食疗方

（1）薏米扁豆粥：薏米及扁豆各 50g 煮成粥，每日早晚餐喝 1 碗。薏米、扁豆可健脾胃，祛湿气，促进肠胃吸收，还可强健机体以对抗感冒病毒。

（2）参枣汤：人参 3g，大枣 20 枚。人参与大枣一起煎汤，饮汁食渣；经常饮食，可补益元气、固表防寒，适用于气短、心悸、倦怠乏力、食欲不佳者的预防。

（3）蒜子羊肉煲：羊肉 250g，大蒜 5 瓣，香菇 25g，笋 50g，姜、蒜、胡椒粉适量。羊肉洗净焯水，切块，与大蒜等辅料入煲中慢火炖 3 小时；可抗寒助阳，适用于阳虚怕冷、容易反复感冒者，亦可作为冬令食补。

（4）百合枸杞猪肉粥：百合 30g，枸杞 10g，猪肉碎丁和粳米适量。先将米煮成粥，然后放入百合、枸杞、猪肉碎丁，一起煮熟即可；可养阴润肺，适用于阴虚感冒、睡觉多汗、心烦、口渴者。

（5）山药猪肉粥：山药 20g（或生山药切片）、猪肉末和粳米适量。先将米煮成粥，将山药、猪肉末一起煮熟即可；可健脾益气，适用于气虚感冒，平素体弱、气短乏力、舌淡者。

（6）红糖姜汤：苏叶 3 ~ 6g，生姜 3g，洗净切碎，放入茶杯内，冲入沸水 200 ~ 300mL，加盖泡 10 分钟，再放入红糖 15g 搅匀，趁热饮用；功能解表散邪；适用于感冒初起、恶寒、无汗、头痛者。

（7）姜杏汤：杏仁 500g，姜、甘草、盐各 180g。杏仁泡洗去皮、尖，捣碎。甘草研成末，火炒。姜去皮，与盐一起捣碎。以上 4 种材料一起拌匀，每次 1 ~ 2 勺加水冲泡饮用。功能宣肺散寒、止咳祛痰；适用于风寒感冒，恶风寒、咳嗽咽痒、咳痰白稀、鼻塞清涕者。

（8）百合枇杷藕羹：鲜百合、枇杷、鲜藕各 30g。藕切成片，枇杷去核，与鲜百合加水同煮，熟时用淀粉勾芡成羹；功能清热润肺、生津止渴；适用于燥热伤肺型感冒，干咳痰少、痰中带血、咽干咽痛者。

（9）双花饮：金银花、菊花、山楂各 20g，蜂蜜 250g。将金银花、菊花、山楂洗净，一同放在锅里，注入清水约 150mL，用文火烧沸，约 30 分钟即可起锅，滤出煎液待用。将蜂蜜倒入干净的锅内，用文火加热保持微沸，炼至色微黄，缓缓倒入熬成的汁内，搅拌均匀，待蜂蜜全部溶化后，用两层纱布过滤去渣，冷却后即成。功能辛凉解表、散寒解毒；适用于风热感冒，咳嗽咽痛、发热恶风、口咽干燥者。

（10）藿香苏叶鸡蛋汤：鸡蛋2枚，鲜藿香叶30g，鲜苏叶30g。将藿香叶、苏叶洗净，切碎，两味药一同放入瓦锅内，加清水适量，武火煮沸后，文火煮20分钟，再将鸡蛋打匀缓缓加入，煮沸，调味食用。功能祛暑解表、化湿和中；适用于暑湿感冒，恶寒发热、头痛无汗、头重身倦、胸脘痞闷、恶心呕吐、腹痛泄泻等。

◎ **药物预防**

普通感冒应多饮水、多休息，大多可自行缓解，也可以服用泰诺、白加黑或中药银翘解毒丸、桑菊感冒片、莲花清瘟胶囊等。

临床常见的气虚型感冒，症状为身体素虚、抵抗力弱、平时易出汗、不耐风寒、身倦乏力、食欲不振、轻度发热、鼻流清涕、缠绵日久不愈或者反复感冒。这时用一般感冒药疗效不好，应选用玉屏风颗粒、补中益气丸，或改为汤剂调理效果更好。

◎ **传统疗法预防**

（1）拔罐疗法：拔罐疗法选大椎、身柱、大杼、肺俞穴位，拔罐后留罐15分钟起罐，或用闪罐法；适用于风寒感冒。刺络拔罐法选大椎、风门、身柱、肺俞穴位，消毒后，用三棱针点刺，使其自然出血，待出血颜色转淡后，加火罐于穴位上，留罐10分钟后起罐，清洁局部并再次消毒针刺处；适用于风热感冒。

（2）塞鼻法：取大蒜2枚，捣汁拌面粉做成圆锥状，塞入鼻孔（两侧交替），每次留塞15～20分钟，每日4～5次；具有祛风散寒、宣肺通窍的功效，适用于风寒感冒。

（3）外涂疗法：取葱白、生姜各30g，食盐5g，共捣成糊状，加入适量白酒调匀，用纱布包好，涂擦胸、背、肘、腋窝及手足心；具有解表散邪的功效，涂擦后 15 分钟左右可见汗出，感冒诸症可以缓解。

二、既病期

◎ 治疗原则

"其在皮者，汗而发之"是感冒之治疗原则。其治法归纳起来，不外疏表、宣肺两端。风寒、风热、夹暑、夹湿、夹燥及体虚感冒均由外邪在表引起，故需疏表。然而外邪的侵袭有轻有重，性质兼夹亦有不同，辛温、辛凉等解表药的选择应严格掌握。宣肺系指宣畅肺气使其清肃，一般针对喉痒、咳嗽、咳痰等而设，但肺主皮毛，宣布卫气于表，故宣肺法本身亦寓疏表之意。一般认为，肺为娇脏，清虚而处高位，故宣肺之方多宜轻清，不宜重浊，此正是"上焦如羽，非轻不举"之理。此外，清热法在感冒治疗上应用亦较广泛，但单纯靠清热解毒药治疗感冒，似不妥当。盖清热之品药性寒凉，性多凝滞，感冒之病机在于邪郁肺卫，当用疏散，单用清热之品，邪不得散，病难向愈，故清热药当伍于疏散之中。对于表里寒热错杂之感冒，可将解表与清热药并用，又可根据表里寒热轻重程度的差异分别采取七解三清法或三解七清法或五解五清法等；至于暑湿杂感，又当清暑祛湿解表；燥邪感冒，则宜疏风润燥；体虚感冒，则宜扶正解表。

◎ 中医辨证论治

1. 风寒感冒

（1）风寒表实

证候：轻者仅见鼻塞声重或鼻痒喷嚏，流涕清稀，喉痒，咳嗽，痰白，苔薄白，脉浮；重者可伴恶寒发热，无汗，头项强痛，肢体酸痛，脉浮而紧。

治法：辛温解表，宣肺散寒。

方药：

①常用方：荆防败毒散加减。药用荆芥穗、防风、羌活、独活、北柴

胡、前胡、川芎、枳壳、茯苓。

②加减：头痛者，加白芷、藁本以祛风散寒止痛；项背强者，加葛根以疏足太阳膀胱经络；咳嗽痰白者，加陈皮、杏仁、炒莱菔子宣肺化痰止咳；鼻塞流涕者，加苍耳子、辛夷通窍散寒；四肢酸痛者加桑枝、桂枝祛风散寒通络；若舌苔厚腻，嗳腐吞酸，兼有中焦停食者，加神曲、炒谷芽消食化滞。

③临证参考：风寒感冒轻者可服用中成药或食疗方，如感冒通、葱白萝卜汤等，若恶寒发热、头身疼痛、无汗而喘、脉浮紧，风寒表实甚者，可用麻黄汤；夏季风寒感冒可用香薷饮，若风寒兼有痰饮咳嗽、咳痰清稀、胸膈满闷、舌苔白滑者，可选用小青龙汤。

（2）风寒表虚

证候：恶风发热，汗出，头痛，或有项强，咳喘，咳痰稀白，舌苔薄白，脉浮缓。

治法：辛温解表，调和营卫。

方药：

①常用方：桂枝汤。药用桂枝、白芍、生姜、大枣、炙甘草。方中桂枝辛温解表、解肌发汗以散外邪，而桂枝配炙甘草，辛甘化阳以和卫；白芍配炙甘草，酸甘化阴以调营；生姜、大枣以和中；炙甘草又可调和诸药，合用以成辛温解表、调和营卫之剂。

②加减：咳喘、痰白者，加厚朴、杏仁、半夏宣肺化痰平喘；食纳欠佳者，加神曲、麦芽消食健脾；鼻塞流涕者，加苍耳子、辛夷通窍散寒；头痛项强者，加白芷、葛根疏风止痛。

③临证参考：外感风寒，分表实表虚，用药皆宜辛温，但表虚者不可用发汗峻剂。运用本类方药须注意服药方法，服药后，可喝少量热水或热稀粥，冬季应盖被保暖，以助药力，令遍身微微汗出，不可大汗淋漓。若服药后汗出病情缓解，即止服，不必尽剂；若汗出病未愈，可再继服。此外，调和营卫，使卫外得固，营阴内守，阴平阳秘，可提高机体抗病能力，故用本

方加黄芪、龙骨、牡蛎等对小儿反复感冒的预防具有较好效果。

2. 风热感冒

（1）风热表实

证候：发热，微恶风寒，鼻塞流黄浊涕，咽痛，口干欲饮，无汗，头痛，或有咳嗽痰黄。苔薄白或微黄，脉浮数。

治法：辛凉解表，疏泄风热。

方药：

①常用方：银翘散加减。药用金银花、连翘、芦根、淡豆豉、牛蒡子、荆芥穗、薄荷。方中金银花、连翘清热解毒；薄荷、淡豆豉辛凉解表；牛蒡子宣肺祛痰；芦根清热生津；荆芥穗辛散透表发汗，可增强解表作用。

②加减：咽喉肿痛兼大便干者，津液已伤，宜加沙参、麦冬、射干养阴解毒利咽；咽痛大便不干者，津液未伤，加马勃、僵蚕、土茯苓等清热解毒；咳重痰黄者，加鱼腥草、天竺黄、浙贝母、瓜蒌仁清热化痰；胸闷者，加瓜蒌皮、郁金宽胸理气；衄血者，加马勃、白茅根、侧柏叶凉血止血；头痛者，加菊花、蔓荆子疏风清热止痛；口渴者加天花粉、石斛生津止渴；鼻塞者，加苍耳子宣通鼻窍；咽痒者，加蝉蜕疏风清热、利咽止痒；高热者，加柴胡、葛根、黄芩、生石膏辛凉清解。

③临证参考：注意煎服法，鲜芦根煎汤，候香气大出即可，勿过煮。邪未入里，无里热者，慎用桑白皮、黄芩、黄连等苦寒降敛之品，否则冰伏其邪，延长病程。

（2）风热表虚

证候：发热，微恶风寒，有汗，头痛，咳嗽心烦，咽干口渴。舌边尖红苔薄黄，脉浮数。

治法：辛凉轻解。

方药：

①常用方：茅苇汤加减。药用白茅根、芦根、白芍、竹叶、杏仁、葱白。方中白茅根、竹叶辛凉轻宣以解表；芦根、白芍生津护阴；杏仁宣肺化

痰，佐以葱白辛散透邪。

②加减：头痛者，加菊花疏风热以清头目；咳嗽者，加浙贝母清热化痰宣肺；咽干者，加麦冬以养阴；咽痛者，加射干、马勃、土茯苓清热利咽解毒。

③临证参考：风热外感多发生于春季，其季节也可发生，只要临床表现为寒微热甚、头痛鼻塞、脉浮数苔薄黄，即属风热感冒，据其有汗、无汗，分为表虚表实辨治。

3. 表寒里热感冒

证候：发热，恶寒，无汗，头痛，肢体酸痛，鼻塞声重，咽喉疼痛，咳嗽，痰黏稠或黄白相见。舌边尖红苔薄白或薄黄，脉浮数或浮紧。

治法：疏风散寒，宣肺清热。

方药：

①常用方：新订清解汤。药用荆芥、苏叶、防风、羌活、薄荷、连翘、栀子、黄芩、杏仁、前胡。方中荆芥、苏叶、防风、羌活解表散寒；薄荷、连翘、栀子、黄芩清透里热；杏仁、前胡宣肺止咳化痰。

②加减：表寒较甚，恶寒、骨节痛者，加桂枝祛风散寒止痛，去黄芩、栀子以防苦寒留邪；里热较甚、咽喉肿痛者，去防风、羌活以防温燥助邪，加板蓝根、射干清热解毒利咽；若恶寒渐解、热势增高、口渴鼻干、咳逆气急，甚则唇暗发青、舌红苔黄、脉滑数，则已转为肺热之证，治当清热解毒、宣肺平喘，加桑白皮、金银花、连翘、鱼腥草、芦根、地龙，去荆芥、防风、苏叶、羌活等辛温之品。

③临证参考：寒甚热郁，不汗出而烦躁、脉浮紧者，可用大青龙汤发表清里；若风寒束表，肌腠郁热，症见恶寒发热、身热渐增、无汗头痛、全身酸痛、口干鼻干、心烦不眠、眼眶疼痛、脉浮或浮数，当解表清里，方用柴葛解肌汤；若外寒内热，表里俱实，症见憎寒壮热、头目昏眩、口苦目赤、咽喉不利、咳逆喘满、便秘尿赤、苔腻、脉滑实，治当表里双解，宣通上下，用防风通圣散。

4. 热毒炽盛感冒

证候：感冒重症，高热恶寒，时而寒战，头痛，大便燥结，或见咳嗽、咳痰黄稠、胸痛、气急。舌红苔薄黄而干，脉浮洪数。

治法：清热解毒，宣肺降逆。

方药：

①常用方：清瘟败毒饮加减。药用生石膏、生地黄、水牛角、黄连、栀子、苦桔梗、黄芩、连翘、竹叶、赤芍、牡丹皮、知母、玄参、甘草。方中生石膏、连翘、竹叶清热透邪；水牛角、黄连、栀子、黄芩清热泻火解毒；生地黄、赤芍、牡丹皮、知母、玄参养阴和营、宣肺；甘草调和诸药。

②加减：咳嗽、痰多者，加浙贝母、前胡、瓜蒌宣肺化痰；大便燥结者，稍加大黄通腑泄热。

③临证参考：若高热不退，时而昏谵，或手足抽搐，或颈项强直，舌质红绛，脉细数，此为热陷心包之变证，治当清心开窍、凉血息风，常用清营汤煎汤送服下列药丸：高热时，用安宫牛黄丸，每日2次，每次1丸；出现昏谵时用至宝丹，每日2次，每次1丸；抽搐重、大便秘结时用紫雪丹，每日2次，每次1管；如痰多，先吸痰，然后再灌竹沥水30mL；必要时可用清开灵40mL，或穿琥宁500mg加入5%葡萄糖注射液250～500mL静脉点滴，每日1～2次；亦可用双黄连粉针剂3.6g加入5%葡萄糖注射液250～500mL，静脉点滴，每日1次。

5. 邪犯膜原感冒

证候：恶寒发热阵作，午后热重，头身重痛，胸闷脘痞，心烦懊恼，头眩口黏腻，咳痰不利。舌红苔白腻或白如积粉，脉弦滑。

治法：清热化浊，透达膜原。

方药：

①常用方：柴胡达原饮。药用柴胡、枳壳、厚朴、青皮、炙甘草、黄芩、桔梗、草果、槟榔、薄荷。此方乃俞根初以吴又可达原饮为基础，去知母、芍药，加柴胡、青皮、枳壳、薄荷而成。方中柴胡、黄芩和解达邪；薄

荷疏表清热；厚朴、槟榔燥湿化浊，透达膜原。

②加减：头痛甚者，加羌活、葛根疏风止痛；表湿重者，加藿香、佩兰解表化湿；里湿重者，加苍术、豆蔻、半夏、陈皮健脾燥湿。

③临证参考：若邪入少阳，热郁膜理，症见寒热往来或壮热不退、胸胁苦满、口苦、咽干、目赤、或呕吐、或口渴、大便干结、或濈然汗出、舌红苔薄黄、脉弦数，治当和解少阳、解毒通腑，用大柴胡汤加减；若寒热不甚者，亦可用达原饮加减治疗。

6. 时令感冒

（1）感冒夹暑

证候：恶寒发热，头痛，身楚，心烦口渴，小便短赤，胸闷泛恶。舌质红苔黄腻，脉滑数。

治法：解表清暑。

方药：

①常用方：新加香薷饮。药用金银花、连翘、鲜扁豆花、香薷、厚朴。方中金银花、连翘、鲜扁豆花清暑热；香薷辛散透表；暑多夹湿，故配伍厚朴、鲜扁豆花和中化湿。

②加减：汗出多者，去香薷加藿香；头痛者，加桑叶、菊花、白芷祛风止痛；心烦、小便短赤者，加竹叶、赤茯苓或六一散（滑石、甘草）清热利湿；呕恶者，加陈皮、半夏、竹茹和胃降逆止呕；胸闷者，加砂仁壳宽胸理气；纳呆者，加神曲、麦芽、鸡内金消食健胃；若湿重于暑而无汗者，加大豆黄卷助香薷以发表。

③临证参考：此证乃外风合暑邪袭肺而成，当主用辛凉，参以芳香解暑之味，如鲜荷叶、鲜藿香、鲜薄荷、通草、六一散、丝瓜络、竹茹、西瓜皮等，使风暑分解，不损肺金。此证风与暑感于外，内热应于中，如失治误治，风、暑与火相拼，肺脏娇嫩，焉能胜之，临证不可不慎。

此外，若暑热外客，气阴两伤，症见发热、微恶风寒、汗出、严重疲乏无力、口干、舌苔白、脉濡或虚大，治当益气养阴、祛暑清热，方用清暑益气汤。

（2）感冒夹湿

证候：身热不扬，恶寒，汗少，头重如裹，骨节困重，胸脘痞闷，呕恶纳呆，口黏腻，舌苔白腻脉濡。

治法：化湿解表。

方药：

①常用方：羌活胜湿汤加减。药用羌活、独活、防风、藿香、佩兰、藁本、川芎、蔓荆子、苍术、甘草。方中羌活、独活、防风疏风胜湿；藿香、佩兰芳香化湿；苍术健脾燥湿；川芎、藁本、蔓荆子疏风止痛；甘草调和诸药。

②加减：纳呆腹胀，加陈皮、半夏、厚朴燥湿除满；大便溏泄，加薏苡仁、豆蔻健脾化湿；若有咳嗽，可加杏仁、前胡。

③临证参考：治疗表湿之法，一为辛散苦温祛湿，一为辛散芳香化湿。前者以辛温苦燥之品为主，盖辛温发散，开泄腠理，发越卫阳，苦燥刚烈，燥除卫表之湿，藉以使腠理开泄，郁遏之气得以发越。表湿得除，阳气伸展，营卫畅达，汗出邪解。后者以辛温芳香之品为主，盖辛温发散卫表，畅达表气，芳香以化湿浊，宣畅气机，辛温芳化，使表邪得解，卫表湿邪得以宣化，气机畅达，诸症自除。此外，辛散芳香与苦温燥湿还能入里化脾湿，脾气伸展，气机宣畅，更利于表湿宣化。辛散苦温燥湿法的常用方有九味羌活汤和羌活胜湿汤，前者发汗祛湿，祛风寒作用较强，兼能清里热，故适用于感冒风寒湿邪，症见恶寒发热、头痛、无汗、肢楚等，且兼有口渴等里热者；后者发汗祛风胜湿止痛，祛湿止痛作用较强，对头痛、一身尽痛、难以转侧之表湿盛疼痛著者尤宜。辛散芳香化湿法的常用方有藿香正气散和香薷散，前者散表寒作用强，且理气和中，适用外感风寒兼内伤湿滞之发热、恶寒、头痛、呕吐、肠鸣、泄泻、苔白腻、脉浮者；后者散表湿作用强，且能化湿和中，故适用于夏月乘凉饮冷，外感于寒，内伤于湿之恶寒发热、头重头痛、胸闷倦怠、腹痛、吐泻等症。

（3）感冒夹燥

证候：恶寒发热，头痛鼻塞，无汗，鼻咽干燥，干咳少痰或舌苔薄白而干，脉浮弦。

治法：疏解风燥。偏于温燥者，宜清宣凉润；偏于凉燥者，宜轻宣温润。

方药：

①常用方：温燥以桑杏汤加减：药用桑叶、杏仁、沙参、栀子、淡豆豉、梨皮、川贝母。方中桑叶、淡豆豉、栀子轻宣泄热；杏仁、川贝母宣肺化痰；沙参、梨皮养肺润燥。凉燥宜选杏苏散加减。药用苏叶、杏仁、半夏、前胡、桔梗、枳壳、陈皮、生姜、防风。方中苏叶、防风辛温微发其汗，以散邪于表，使卫气通达，津液布散而润燥；苏叶、枳壳一升一降，宣达肺气，助苏叶以解表；配杏仁、前胡以宣肺止咳，更用陈皮、半夏、生姜诸品辛温以健脾理气，使中焦健运，痰湿得化，气机得畅，阴液以布。诸药合用，使表邪解、营卫通、气机畅、阴液布，而凉燥得解。

②加减：温燥之头痛者，加菊花、薄荷、蔓荆子疏风清热止痛；燥热口渴者，加麦冬、竹叶清热除烦；干咳者，加炙杷叶、炙紫菀润肺止咳；咽痒者，加蝉蜕、僵蚕疏风利咽；咽痛者，加射干、板蓝根、山豆根解毒利咽。凉燥之头痛兼眉棱骨痛者，加白芷疏风止痛；无汗、脉浮紧者，加羌活疏风散寒；咳嗽者，加百部止咳。

③临证参考：疏解风燥包括轻宣温润和轻宣凉润两种方法。轻宣温润适用于外感凉燥之邪，选用质柔轻宣温散之品，轻宣外达，以疏散肌表，宣发肺气，外散表寒，内温肺金，肺得温润，清肃之令行，则宣发卫阳于肌表，输布津液于皮毛，使表气疏通，卫气畅达，劫津得释，凉燥外解，诸症自除，方如杏苏散之类。轻宣凉润法适宜于外感温燥之邪，以轻宣凉润之品为法，轻宣以疏散透发，开散表邪，宣畅肺气，使外邪得解，凉以外散表热，内清肺热，滋润之品以润肺生津。轻宣凉润，则外邪得解，卫气畅达，肺气清润，宣肃有常，则温燥自除。因此，临证之际，见有干咳咽痒、鼻干

诸症，应分别寒热，辨清是属津伤而燥还是津液不布之燥，不能盖用甘寒之品。此外，对温燥之治，因病已伤津，发汗不宜竣猛，以防表邪未解，反更伤阴耗津，古人此时用桑叶解表，盖桑叶乃表中润药，可谓高明。

7. 体虚感冒

（1）气虚感冒

证候：恶寒发热，或热势不盛，但觉时时畏寒，自汗，头痛鼻塞，咳嗽，痰白，语声低怯，气短，倦怠。苔白，脉浮无力。

治法：益气解表。

方药：

①常用方：参苏饮加减。药用党参、苏叶、葛根、橘皮、前胡、桔梗、半夏、茯苓、枳壳、木香、生甘草。方中党参、茯苓、生甘草益气扶正；苏叶、葛根等疏风散邪；前胡、桔梗、半夏、橘皮宣肺化痰；枳壳、木香理气。

②加减：头痛者，加白芷、川芎等祛风止痛；自汗者，加桂枝、白芍调和营卫；无汗、恶寒者，加羌活、防风解表散寒；鼻塞者，加辛夷、苍耳子通窍散寒；纳谷不馨者，加砂仁、佩兰理气化湿。

③临证参考：气虚甚者，加白术、黄芪益气固表，亦可用补中益气汤；气虚自汗，易感风邪者，可用玉屏风散祛风固表止汗。值得一提的是，正气不足之外感，单散其表，邪气难祛，徒伤表气，唯益气解表方是稳妥之策。

（2）阳虚感冒

证候：阵阵恶寒，甚则蜷缩寒战，或稍兼发热，无汗或自汗，汗出则恶寒更甚，头痛，骨节酸冷疼痛，面色㿠白，语言低微，四肢不温。舌质淡胖，苔白，脉沉细无力。

治法：温阳解表。

方药：

①常用方：麻黄附子细辛汤。药用麻黄、制附子、北细辛。方中麻黄解表；制附子温阳；细辛辛温佐麻黄以解表，佐附子以温经散寒，达到辛温通窍止痛之效。

②加减：鼻塞者，加苍耳子通鼻窍；头痛者，加川芎、白芷疏风散寒止痛；背寒者，加葛根疏利太阳经气；无汗者，加防风、荆芥穗解表发汗；有汗者，去麻黄，加桂枝、白芍调和营卫。

③临证参考：细辛用量应小于 5g；先煎麻黄，再下诸药。麻黄附子细辛汤散寒作用强，适用于阳虚感冒恶寒重、无汗者；对于阳虚气弱风邪较甚之头痛、面色苍白、语声低微者，可选参附再造丸加减。若阳气虚弱，已见下利清谷、脉微欲绝等症时，不可误用发汗，否则必致厥逆亡阳，此当注意；阳虚感冒，正邪相争不烈，体温常不甚高，但临床其他症状多较明显，与发热程度不相对应，当仔细分辨。

（3）血虚感冒

证候：头痛，身热，恶风，无汗或汗少，面色不华，唇淡，指甲苍白，心悸，头晕。舌淡苔白，脉细或结或代而浮。

治法：养血解表。

方药：

①常用方：葱白七味饮加减。药用葱白、葛根、淡豆豉、生地黄、生姜、麦冬、柏子仁。方中葱白、淡豆豉、葛根、生姜辛散解表，生地黄、麦冬、柏子仁等滋养阴血。

②加减：头痛者，加羌活、白芷疏风止痛；鼻塞加苍耳子通鼻窍；自汗者加桂枝、芍药调和营卫；无汗者，加苏叶、荆芥微发其汗，不可大发汗；咳嗽痰白者，加陈皮、半夏、杏仁、炒莱菔子宣肺化痰；血不养心，又因血虚感邪，邪阻脉络，血液运行不畅，而见脉结、代者，可加桂枝、红花、丹参以通阳养血、活血宣痹。

③临证参考：本证多见于妇人产后，临证应按表里寒热辨证论治。若气血两虚的患者，又感外邪而患感冒，可用薯蓣丸解表祛邪而不伤气血，补益气血而不碍解表。

（4）阴虚感冒

证候：发热，微恶风寒，无汗或微汗，或寝中盗汗，头痛，心烦，口干咽燥，手足心热，干咳少痰，或痰中带血丝。舌质红，脉细数。

治法：滋阴解表。

方药：

①常用方：蓝地汤。药用板蓝根、生地黄、麦冬、知母、桑叶、苦桔梗、蝉蜕。方中板蓝根、桑叶清热散风；生地黄、麦冬滋阴；佐以知母清热、蝉蜕宣肺透表。

②加减：心烦口渴甚者，加黄连、竹叶、天花粉清热除烦、生津止渴；咳嗽咽干、咳痰不爽者，可加牛蒡子、射干、瓜蒌皮宣肺化痰利咽；咳嗽胸痛、痰中带血者，可加鲜茅根、生蒲黄、藕节凉血止血。

③临证参考：阴虚感冒，最忌单用发散，若妄汗之，津液不堪重伤，肾阴更伤。故治疗本证当辛凉疏散与甘寒养阴并驾齐驱。亦可选用加减葳蕤汤治疗本证。

此外，感冒日久，常并发他病。若反复感冒，体虚自汗者，宜以玉屏风散益气固表治之；邪气留恋不解，发热微恶风寒、四肢关节疼痛、头目昏眩、胸胁苦满，宜以柴胡桂枝汤发散表邪、和解少阳；若邪气留恋，肺气不能宣降，燥咳日久不愈，以柴芍散加黛蛤散；若毒气淫心、胸闷憋气、胸痛心悸、气短、头晕者，宜清心解毒，可选用银翘散和清营汤加减。

◉ 常用中成药

1. 风寒感冒

（1）感冒清热颗粒：每次 1 袋，每日 2 次，开水冲服；用于风寒感冒，头痛发热、恶寒身痛、鼻流清涕、咳嗽咽干。

（2）正柴胡饮颗粒：每次 1 袋，每日 3 次，开水冲服；主治外感风寒初起，恶寒、发热、无汗、头痛、鼻塞、喷嚏、清涕、咽痒咳嗽、四肢酸痛等症，适用于流行性感冒初起、轻度上呼吸道感染性疾患。

2. 风热感冒

（1）银翘解毒丸：每次 9g，每日 2 次，口服；适用于风热感冒、疟腮等。

（2）桑菊感冒片：每次 4 ~ 8 片，每日 2 ~ 3 次，口服；适用于风热感冒或温病初起，风热之邪外伤皮毛、内舍肺络者。

（3）感冒退热颗粒：每次 1 ~ 2 袋，每日 3 次，开水冲服；适用于风热感冒引起的高热不退，还用于热毒引起的疮疡、疖肿等。

（4）感冒颗粒：每次 1 ~ 2 袋，每日 3 次；适用于风热型感冒发热、头痛咳嗽、咽喉肿痛。

3. 外寒里热感冒

防风通圣丸：每次 6g，每日 2 次，口服；适用于外寒内热，表里俱实之恶寒壮热、头痛、咽干、小便短赤、大便秘结、瘰疬初起、风疹湿疮。

4. 感冒夹暑

（1）藿香正气软胶囊：每次 2 ~ 3 粒，每日 2 次，口服；适用于外感风寒，内伤湿滞之头痛昏重、脘腹胀痛、呕吐泄泻。

（2）藿香正气水：每次 5 ~ 10mL，每日 2 次，口服；适用于感冒、呕吐、泄泻、霍乱、中暑等。

第二节　慢性支气管炎

◉ 教您了解慢性支气管炎

慢性支气管炎（简称慢支），一般都是急性支气管炎反复发作，长期持续形成。临床上凡咳嗽、咳痰或喘息每年发作持续 3 个月，连续 2 年或 2 年以上可判断已形成慢性支气管炎。这时支气管黏膜受到很大损害，黏膜柱状上皮变性、坏死、增生甚至鳞状化生；纤毛发生粘连、倒伏、变短、卷曲、折断；分泌腺体肥大、增生，分泌量增加，使气管管腔狭窄甚至纤维增生，黏膜下层平滑肌断裂、萎缩。这种状态持续存在，则细小的支气管结构发生变化，医学上称为"气道重构"。慢性支气管炎不只表现为咳嗽，其本质是支气管的损伤、破坏甚至重构，因此，本病是一个需要长期保养和治疗的疾病。

影响慢性支气管炎发病的原因如下：①感染：与感冒的关系极为密切，其中流感病毒、鼻病毒是我国引起流感和慢性支气管炎反复发作的主要病毒。病毒感染使呼吸道黏膜及上皮细胞发生代谢性改变，降低防御能力，引起细胞继发感染。②气候因素：秋末冬初（10～11月）或冬末春初（3～4月）气温变化大，尤其是气温骤降使呼吸道局部小血管痉挛、缺血，呼吸道上皮的纤毛变短、粘连、倒伏，故防御能力下降，而病毒、细菌容易停留繁殖。③污染因素：包括烟雾、粉尘、大气污染。④吸烟：吸烟者比不吸烟者慢性支气管炎的发病率高2～8倍。每日吸烟25支以上的慢性支气管炎患者的病死率较不吸烟者高20倍。⑤过敏：喘息型慢性支气管炎与过敏的关系尤为密切。

慢性支气管炎的主要临床表现是咳嗽、咳痰，持续时间较长，每年3～4月及10～11月为好发季节。咳嗽、咳痰在晨起时较为明显，痰多色白，质地较清稀，易于咳吐。如出现痰色变黄，质黏稠或呈脓痰则提示合并细菌感染。随着疾病的进展，咳嗽由晨起明显转而表现为持续的咳嗽、咳痰，甚则影响夜间睡眠休息。如在咳嗽、咳痰的基础上还有喘息、气促等呼吸困难的表现，则称为喘息型慢性支气管炎。若这部分患者肺功能检查发现阻塞性气道改变则可将其归入慢性阻塞性肺疾病。

慢性支气管炎多归属于中医学咳嗽、痰饮的范畴。痰浊是其最主要的病理因素，而痰的产生又与肺脾两脏关系密切，故中医有"肺为贮痰之器""脾为生痰之源"之说。因此，在慢性支气管炎缓解期主要治法可采取补肺固表、健脾化痰，发作期则应以宣肺止咳化痰为主，化痰应根据痰的色、质、量、味来辨别寒痰、湿痰、热痰，而分别施以清热化痰、燥湿化痰、温化痰饮等不同的治法。

一、未病期

慢性支气管炎的预防主要包括以下几方面：

1. 增强体质，减少发病

（1）调摄情志：慢性支气管炎病程迁延易复发，患者对病痛往往存在焦虑和恐惧心理，所以需要家属的关心和照顾。家属要注意观察患者的情绪变化，鼓励患者增强抗病信心，保持良好的心态，树立战胜疾病的信念，积极配合治疗。

（2）防寒保暖：寒冷常为慢性支气管炎发作的重要原因和诱因。慢性支气管炎发病及急性加重常见于寒冷季节，尤其是在气候突然变化时。寒冷空气刺激呼吸道，除减弱上呼吸道黏膜的防御功能外，还能通过反射引起支气管平滑肌收缩、黏膜血液循环障碍和分泌物排出困难等，容易继发感染。从初秋开始加强耐寒锻炼，进行户外健身运动，持之以恒，改善心肺功能，可提高呼吸道和肺部的耐寒抗病能力。

（3）运动锻炼：可以根据自己的体质，选择适合自己的运动形式，参加体育锻炼，如做操、散步、打太极拳、练剑、游泳等。运动可以使呼吸加深加快，血液循环加快，丰富的氧气随血液到达全身各个器官，促进新陈代谢，加强身体对外界温度变化的适应性，从而提高抗病能力，增强体质。

（4）调理饮食：慢性支气管炎患者的食物以清淡为主，强调营养丰富，尽量不食辛辣刺激性食物。秋季可适当辅加补阴润肺的食物，如莲子银耳汤、冰糖雪梨羹等，补肺养气、生津润燥；补充必要的蛋白质，如鸡蛋、鸡肉、瘦肉、牛奶、动物肝脏、鱼类、豆制品等。寒冷季节应适当补充热量高的、温性的食品，如奶制品、羊肉、鸡肉或狗肉以增强御寒能力。宜常进食时令新鲜蔬菜、瓜果。含维生素A的食物亦是不可少的，如梨、苹果、樱桃、香蕉、大白菜、胡萝卜、荠菜、番茄、茄子、南瓜、胡桃仁、鱼肝油等，其具有保护呼吸道黏膜的作用。

（5）增强免疫力：应以增强体质、提高抗病能力和预防复发为主。①疫苗：每年注射1次。疫苗最好在发作季节前1个月开始注射，一般注射2个月（每周1次，共8次）后可维持1年。②核酪注射液（麻疹病毒疫苗的培养液）：每周肌肉或皮下注射2次，每次2~4mL。③卡介苗多糖核酸注射液：每周肌肉注射3次，每次1mL，在发病季节前用药，可连用3个月，以减少感冒及慢性支气管炎的发作。④肺炎克雷伯杆菌提取的糖蛋白：可预防慢性反复呼吸道感染。

2.冬病夏治

穴位敷贴、穴位注射的方法可提高免疫力，是中医提倡的"治未病"疗法之一，符合预防医学思想。三伏天人体气血旺盛，腠理开泄，此时贴敷，药力更易直达脏腑，达到激发正气、减少冬季发作的作用。

3.拔罐疗法

取定喘、肺俞、膈俞、脾俞、肾俞等穴位，在脊柱及足太阳膀胱经依次走罐2~3遍，然后在大椎、定喘、肺俞、膈俞、脾俞、肾俞留罐10分钟，能够起到很好的预防和保健作用。

4.耳针疗法

取穴：取咽喉、气管、肺、大肠、肾、内分泌、肾上腺等穴。每次取4~5穴，配穴据症而取，以王不留行贴敷压丸。每日患者自行按压2~3次，每次每穴3~5分钟，每次一侧耳穴，两耳交替。此法不仅能明显改善症状，还可提高患者的免疫力及抗感染能力，使呼吸通畅，咳喘减轻。

5.避免诱因

（1）戒烟：吸烟对支气管具有损伤和破坏作用。国内外大量的研究表明，吸烟的时间和吸烟的数量与慢性支气管炎的发病和程度关系密切。吸烟可以使正常的支气管上皮细胞受损，降低局部抵抗力，还可引起支气管收缩痉挛，使气道阻力增加。烟雾刺激支气管，使黏膜充血、水肿，易导致感染。因此，戒烟是防治慢性支气管炎的关键之一。

（2）减少空气污染：空气污染可诱发或加重慢性支气管炎，故应尽量避免去人员拥挤、空气污浊的场所。在居室中可以养一些无刺激性气味且能吸附有害物质的绿色植物，如芦荟、吊兰、虎尾兰、一叶兰、龟背竹、常春藤、白掌、银皇后、合果芋、波斯顿蕨、鸭掌木等，以净化空气。但要注意，如果对这些植物过敏的人群是不适宜的。

（3）避免接触各种过敏原或刺激物：过敏原或寒冷刺激，以及由于社会工业化污染严重，环境中刺激性烟雾、粉尘等浓度增高等都是慢性支气管炎发病率上升的原因。已知的过敏原，要避免再次接触；对冷空气过敏者，在冬季应注意防寒，外出戴口罩，注意增减衣服，以及胸部、颈部保暖；居室应保持空气清新，注意通风；不在刚装修完的房内居住，不养宠物，不铺地毯。

6. 心理调摄

慢性支气管炎病程迁延，易复发，且易并发阻塞性肺气肿、支气管扩张，导致肺源性心脏病。患者由于害怕气温变化及寒冷空气刺激而使病情复发，可能存在消极心理，对生活失去信心，所以亲属的关心和耐心细致的照料是十分重要的。不急不躁，调畅情志，保持良好心态，积极配合治疗，增加患者对疾病的了解程度，争取早日康复。

7. 药物预防

本病预防重在缓解期。缓解期主要依靠中药调养，扶助人体的正气，调整脏腑的功能，使机体抵御外邪侵袭的能力提高，体内痰湿之邪的产生减少。如有条件者可请中医师根据症情辨证用药，服汤药调养。也可选用玉屏风散（颗粒）扶正固表，适用于体虚易感冒者；如在咳嗽、咳痰的基础上伴有气短，或活动后略有呼吸困难者，可选用人参蛤蚧胶囊、百令胶囊，或自购白参、干胎盘研粉，按 1：1 的比例装入胶囊，每次服用 2 ~ 3 粒，每日 2 ~ 3 次；如兼阴虚，口干咽燥、烦热盗汗、舌红少苔者，可选用西洋参、铁皮枫斗煎汤或泡茶饮用。

8. 指导有效咳痰

慢性支气管炎的患者平素痰多，如果能够保持痰液引流，则可能减少发作次数或减轻发作期症状。

取舒适卧位，做 5 ~ 6 次深呼吸，吸气末保持张口状，连续咳嗽数次使痰至咽部附近，再用力咳嗽使痰排出。这样可使分泌物从气管远端移向近端，容易咳出。也可使用胸部叩击法，患者取侧卧位，操作者指关节微曲，手呈覆腕状，从肺底由外向内、由下向上轻拍胸壁震动气道，边拍边鼓励患者咳嗽，以利痰液排出。同时应少量多次饮水，每日饮水量不少于1500mL，以稀释痰液，利于排出。

9. 戒烟

慢性支气管炎发病前应当戒烟，发病后更要戒烟。戒烟可使临床症状减轻，痰量减少，咳嗽容易得到控制。每日吸烟的慢性支气管炎患者病死率较不吸烟者显著增加。纸烟中焦油可引起支气管黏膜上皮细胞损伤、脱落及变异；烟丝点燃后产生的氢氰酸能损害支气管上皮而致痰液难以排出。因此，劝导慢性支气管炎患者戒烟应视作重要的保健养生和治疗措施。

10. 饮食宜忌

（1）忌寒凉食物：慢性支气管炎患者病程较长，大多脾、肺、肾阳气不足，不适寒凉食品。因为寒性凝滞，寒主收引，过食寒凉食品可使气管痉挛，不利于分泌物的排泄，从而加重咳喘，使痰不易咳出。此外，寒凉食品损伤脾胃阳气，脾胃受寒则运化失职，导致痰浊内生，阻塞气道，喘咳加剧。所以，慢性支气管炎患者应少吃寒凉食物，如荞麦、绿豆、莴笋、黄瓜、丝瓜、冬瓜、西瓜皮、菠菜、芹菜、苦瓜、甘蔗、马齿苋、茭白、柑、菱角、荸荠、柿子、田螺（大寒）、螃蟹、蛤蜊、螺蛳、蚌肉、牡蛎肉等。

（2）忌油炸及辛辣刺激食物：油炸等油腻食品不易消化，易生内热，煎熬津液，可助湿生痰，阻塞肺道，导致咳嗽、气喘加重。而辛辣食物如辣椒、洋葱、生蒜、胡椒粉等可助热生痰，并可刺激支气管黏膜，使局部水肿而致咳喘加重。因此，慢性支气管炎患者应忌食油炸及辛辣刺激食物。

（3）忌海腥发物：变态反应是慢性支气管炎的发病原因之一，而鱼、虾、蟹和禽蛋类、鲜奶或奶制品又是常见的过敏原。所以，慢性支气管炎患者应忌食这类食品。

11. 防治食疗方

（1）黄芪大枣汤：黄芪 12g，大枣 15 枚。黄芪、大枣加适量水煮约
30 分钟，饮汁；功能益气祛风、增强人体免疫；适用于慢性支气管炎、反
复感冒者。

（2）胡桃仁方：胡桃仁 15g，生姜 1 ~ 2 片，将胡桃仁和生姜碾碎，
混合均匀，分早晚两次细细嚼食；功能补肺益肾、平喘止咳；适用于慢性支
气管炎属肺肾两虚、久咳痰喘者。

（3）银杏蒸鸭：银杏 3g，白鸭 1 只，花椒、葱、姜、盐、酒各适量。
银杏去壳，放在开水中焖熟，然后去皮膜，在热油锅内炸至微黄即可捞
出；白鸭洗净，用花椒、葱、姜、盐、酒腌制约 1 小时，去鸭骨；最后加
入银杏，放入笼屉，蒸熟即可。功能平喘化痰，适用于慢性支气管炎咳喘痰
多者。

（4）冰糖蒸白果：白果 3g，冰糖适量，白果去壳、膜及胚芽，洗净，
与冰糖一同放入大瓷碗中，加清水 250mL，隔水蒸 1 小时，分 3 日服，每
日早晚各 1 次；功能止咳平喘；适用于慢性支气管炎咳嗽气喘者。

（5）麦冬沙参蒸鸡：沙参 30g，麦冬 30g，母鸡 1 只，料酒、葱、姜、
盐适量。母鸡、麦冬、沙参洗净，沙参需切片，将沙参、麦冬置入鸡腹中，
用细线将鸡腹缝合，放在压力锅中，加盐、葱、姜、料酒，蒸至鸡肉酥烂；
功能益气养阴；适用于慢性支气管炎，见气阴两虚、咳嗽痰不多、疲劳乏
力、口干、舌红者。

（6）桑白皮猪肺汤：猪肺 250g，甜杏仁 15g，桑白皮 15g，料酒、
葱、姜、盐适量。猪肺洗净，切块，放入铁锅中干炒至表面颜色变黄，再加
清水煮沸，将猪肺捞出，与甜杏仁、桑白皮一同放入砂锅内，加清水烧开，
撇去浮沫，加入料酒、葱、姜、盐等，小火炖至猪肺酥烂；功能补肺清肺；
适用于慢性支气管炎见燥咳、咳痰不畅者。

附：猪肺的清洗方法：①铁锅内加水，将猪肺放入（水浸没猪肺一半即可），猪肺

喉管伸出锅外，用小火慢慢加热，加热过程中猪肺内的血水会自行溢出，用盘接住，约30分钟，然后换面。猪肺收干水后，切大块，用姜块焯水即可。②水龙头上套猪肺喉管，将水灌进猪肺里，待肺扩张后，用手揉搓，将水倒出，然后再次灌水揉洗，如此反复直到肺变白。然后放入锅内，用水浸没，烧沸后再浸15分钟，倒出残物，再灌水冲洗1～2遍即可。

（7）南瓜松仁浓汤：南瓜、土豆各100g，松仁30g，橄榄油、盐、糖、水淀粉、鲜奶油适量。南瓜、土豆削皮，切片，铁锅中放少量橄榄油，将松仁放入，小火慢炒至香味出，盛出待用。再在锅中放入橄榄油，加入南瓜、土豆及松仁翻炒，至南瓜酥软，盛出倒入搅拌机中打成糊，再倒入锅中加清水煮沸，加盐、糖、水淀粉勾芡，淋少许鲜奶油。功能滋肺润燥；适用于慢性支气管炎见咽喉干燥、咳嗽少痰者。

（8）苏子红糖粥：苏子15g，粳米100g，红糖适量。将苏子捣成泥，与粳米、红糖同放入砂锅中，加水熬制稠粥即可；功能化痰止咳、降气平喘；适用于慢性支气管炎见痰多、质清稀、色白者。

二、既病期

◎ 辨证要点

1. 辨别外感与内伤

外感咳嗽起病较急，病程较短，病情较轻，常在受凉之后突然发生，伴有鼻塞、咽痒、头痛、全身不适、恶寒发热等症，病变多局限于呼吸道，一般无其他脏腑的病理改变及临床症状，易于治疗。内伤咳嗽多虚实并存，病情较重，病程较长，病变主要在肺，常涉及肝、脾、肾等脏，病理复杂，多呈慢性反复发作过程，治疗难取速效。内伤咳嗽患者由于肺虚易受外邪所扰，特别是在天气变冷的时候，往往受到外邪侵袭而使咳嗽加重。这时，咳嗽即为外感、内伤两方面的原因所致。

2. 了解咳嗽的特点

（1）时间、节律：咳嗽时作，白天多于夜间，多为外感或内伤偏实；早晨咳嗽，痰出后咳减，多为内伤痰湿或痰热较重；午后、黄昏咳嗽加重，多属肺燥阴虚咳嗽；夜间发作或加重，多属虚寒咳嗽。

（2）性质：干性咳嗽见于风燥、气火、阴虚等咳嗽；湿性咳嗽见于痰湿（或痰浊、寒饮）等咳嗽。

（3）声音：咳嗽声低气怯属虚，洪亮有力属实。咳嗽声重，见于外感风寒；声音粗浊，为外感风热，痰热伤津（阴）；声音嘶哑、病程短者，为外感风寒或风热、风燥；病程长者，为阴虚或气虚；单声、轻微短促的咳嗽，为风燥、阴虚；连声重浊的咳嗽，为痰湿。

（4）使咳嗽加重的有关因素：饮食肥甘、生冷后加重，属痰湿；情志郁怒后加重，属气郁化火，肝火犯肺；劳累受凉后加重，属虚寒、痰湿。

3. 辨痰的性状

（1）辨色：痰色白属风、寒、湿；色黄属热；色灰为痰浊；血性痰、脓痰、铁锈色痰属肺脏风热或痰热；粉红色泡沫痰属心肺气虚，气不主血。

（2）辨质：痰液稀薄属风寒、虚寒；痰黏属热、燥、阴虚；痰稠厚属湿热。

（3）辨量：痰量偏少多属干性咳嗽；痰量偏多多为湿性咳嗽。

（4）辨味：痰之气味，热腥为痰热，腥臭为痰热胶结成痈之候，味甜者属痰湿，味咸为肾虚。

◎ 治疗原则

治疗咳嗽应分清邪正虚实和标本缓急，采用"实则泻之，虚则补之""急则治其标，缓则治其本"的基本原则，同时注意标本兼治。一般而言，外感咳嗽为实证，以祛邪利肺为主，用药宜轻扬，忌收涩留邪，因势利导使邪去而正安。内伤咳嗽为虚实夹杂，本虚标实。其中，标实为主者以祛邪止咳为治；本虚为主者，以补肺、健脾、补肾纳气为主；标本并重者，当标本兼治，用药忌宣散伤正、耗气伤阴，当调护正气，以免久咳肺损成痨。

概而言之，咳嗽治疗常以宣、降、清、温、补、润、敛（收）等为法则。

宣，有宣散、宣通之意，如宣肺止咳；适用于感受外邪、肺气不宣引起的咳嗽。

降，为肃降、降气之意，如豁痰肃肺、降气止咳等法；适用于痰浊、气逆而致肺失肃降所引起的咳嗽。

清，有清热、泻火、清燥之意，如清热化痰、清燥养阴等法；适用于肺热及肺燥咳嗽。

温，有温肺、温阳之意，如温肺化痰、温肾纳气等法；适用于肺寒咳嗽、痰饮不化及肾不纳气引起的咳嗽。

补，为补虚之意，古有"肺无补法"之说，故不可妄用，必须在久咳肺虚而确无实邪之证时方可使用，况且肺虚又多与脾虚、肾虚兼见，又有阴虚、阳虚之分，故须互相参照治之。临床分为补气止咳、补阴止咳、健脾止咳等法，分别用于肺虚咳嗽、阴虚咳嗽及脾虚咳嗽。

润，有濡润、润燥之意，如养阴润肺止咳法；适用于肺燥咳嗽及热病、久病之后而致的阴虚津亏咳嗽。

敛，为收敛之意，如敛肺止咳法；适用于久咳不愈、肺中确无实邪之证。其中宣、降、润、敛法尤为重要，分别用于咳嗽的各个发展时期。

某病程阶段，必须适用该法，如颠乱应用，当"宣"而"敛"，必致邪气闭伏、迁延不愈；当"敛"反"宣"，必致真气益耗、正虚邪盛；当"润"而"宣"，必致生燥动血，常见咯血；当"宣"反"润"，每令外邪留恋，久久不解。

此外，古有"毋见咳而止咳"之说，说明专用止咳的方法不一定能止住咳嗽，必须辨证论治，方能收到预期效果。

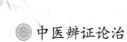 中医辨证论治

1. 外感咳嗽

（1）风寒束肺

证候：咳嗽声重，咳痰稀薄色白，咽痒，鼻塞流涕，或伴有头痛身痛，恶寒发热，无汗，骨节疼痛。舌苔薄白，脉浮紧。

治法：疏散风寒，宣通肺气。

方药：

①常用方：止嗽散合三拗汤加减。药用荆芥、麻黄、杏仁、桔梗、紫菀、百部、苏叶、白前。风寒外袭、肺失宣肃而致咳，当疏散风寒、宣通肺气，而以止咳为主，故选止嗽散，又恐散寒宣肺之力不足，而合用三拗汤化裁。方中紫菀、百部性温而润，入肺而温润止咳，二药温而不热、润而不寒，凡新久咳嗽，无论外感内伤致咳均可应用；桔梗开提肺气；白前肃降肺气以祛痰止咳；杏仁宣畅肺气；麻黄辛温散寒；苏叶疏风解表。诸药相伍，调气机之升降，使邪从表而解。外邪得解，肺得宣肃，故风寒咳嗽得止。

②加减：风寒表证为主者，加防风、羌活疏风散寒；外寒内热者，去白前、紫菀，加生石膏、桑白皮、黄芩以清泄里热；咳嗽较重者，加金沸草降气化痰止咳。

③临证参考：若见咳嗽、胸痛满闷、咳痰稀白量多或有泡沫、苔白厚、脉滑等肺寒停饮明显者，选小青龙汤去麻黄加杏仁温肺化饮止咳；若咳嗽不止、咳痰不爽，或有恶寒发热，苔白脉浮等微感风寒之症，肺气失宣突出者，用止嗽散疏风宣肺止咳；若内有湿邪，复感风寒之邪所致咳嗽，可选用杏苏散加厚朴、苍术以祛风散寒、化痰燥湿。

（2）风热犯肺

证候：咳痰黄稠，咳而不爽，口渴咽痛，身热或见头痛、恶风、有汗等症。舌苔薄黄，脉浮数。

治法：疏风清热，宣肺化痰。

方药：

①常用方：桑菊饮加减。药用桑叶、菊花、连翘、薄荷、桔梗、杏仁、鲜芦根。风热病邪于肺，主症咳嗽，故治当外宜疏散风热、内则宣肺止咳。方中以桑叶、菊花甘凉轻清，均入肺经，疏散上焦风热之邪，桑叶善走肺络，清肺热、祛痰镇咳而止嗽，清、散并用，针对风热袭肺之咳嗽，二者共为君药；薄荷辛凉解表，助桑、菊疏散，加强解表之力，杏仁肃降肺气，桔梗开提肺气，一降一升，以恢复肺气肃降，宣通而止咳，三者同为臣药；连翘辛凉质轻，能清热透表解毒，芦根甘寒，清热生津而止渴，共为佐药；甘草调和诸药为使，且与桔梗相伍，功能利咽。诸药相伍，上焦风热得以疏散，肺气得以宣畅，则表解咳止。

②加减：咳嗽重者，加浙贝母、枇杷叶、前胡宣肺止咳；发热较重者，加金银花、大青叶等苦寒清热；口渴甚者，加知母、天花粉生津止渴；咽喉肿痛者，加牛蒡子、鱼腥草、土牛膝清热利咽。

③临证参考：对于风热夹湿所致的咳嗽，可选用桑菊饮加薏苡仁、泽泻之类；对于风热夹暑所致咳嗽，可选用桑菊饮加六一散、香薷、藿香、佩兰之类。若邪热壅肺，肺经热盛，肺气闭遏，咳嗽气喘、身热不解、口渴、舌苔薄黄、脉滑而数者，可选用麻杏甘石汤。

（3）燥热伤肺

证候：干咳少痰，或痰不易咳出，咽干鼻燥，咳甚则胸痛，初起或有恶寒，身热头痛。舌尖红苔薄黄，脉小而数。

治法：清肺润燥。

方药：

①常用方：桑杏汤加减。药用桑叶、杏仁、沙参、象贝母、豆豉、梨皮、苦桔梗、连翘、栀子。方中以桑叶、栀子、豆豉、连翘清宣肺热；杏仁、象贝母润肺止咳；沙参、梨皮清热润肺；苦桔梗宣肺止咳。燥热得祛，肺金得润，宣降之机自调。

②加减：津伤较重者，加麦冬、石斛、玉竹养阴生津；热象明显者，

加生石膏、知母以清热；痰胶黏难出者，加瓜蒌化痰利气；初期有表热者，可加薄荷、连翘、蝉衣以疏解表热；痰中带血者，加白茅根凉血止血。

③临证参考：对燥热伤肺、气阴两伤之燥热咳嗽，症见形体消瘦、舌红少津者，可选用清燥救肺汤。

（4）风燥伤肺

证候：咳嗽，痰少而黏，喉痒，咽干唇燥，头痛，恶寒，发热，无汗。舌苔薄白而干，脉浮紧。

治法：温散润肺。

方药：

①常用方：止嗽散加减。药用紫菀、百部、桔梗、荆芥、白前、陈皮。方中以紫菀、百部、桔梗、白前润肺止咳；荆芥辛温宣散祛外邪；百部甘、苦，平，润肺止咳力强，对秋燥新感尤为适宜；陈皮理气化痰。

②加减：恶寒较重者，加苏叶、防风疏散风寒解表。

③临证参考：本方诸药研末为散剂，开水冲服，或改用饮片煎汤服用效果亦佳。风寒束肺证与风燥伤肺证均有外感风寒之象。而风燥伤肺实乃"小寒"犯肺，治疗宜从风寒袭肺入手，但邪易伤津化热，故用药辛不过热、辛润同用，临证时应鉴别。

2. 内伤咳嗽

（1）痰湿阻肺

证候：咳嗽痰多，咳声重浊，痰黏腻而色白易咳，食甘甜油腻物加重，胸闷，脘痞，呕恶，食少，体倦。苔白腻，脉濡滑。

治法：健脾燥湿，理气化痰。

方药：

①常用方：二陈汤合三子养亲汤加减。药用陈皮、半夏、茯苓、苍术、厚朴、苏子、莱菔子、白芥子。方中半夏、茯苓、苍术燥湿健脾化痰；陈皮、厚朴行气助脾运化而化痰；苏子、莱菔子下气消痰；白芥子利气祛痰。脾土得运化，痰湿不复再生，痰涎化消，故痰湿咳嗽得止。

②加减：寒痰重者，痰黏白如沫、畏寒者，加干姜、细辛、五味子温肺化饮；脾虚食少者，加白术、焦山楂、麦芽健脾消食；痰吐不利者，加瓜蒌仁、海浮石化痰利肺。

③临证参考：治疗用药要平和，不可过热过寒，以防伤阳耗阴而转为他证。对于经治疗病情平稳者，治疗重点由肺转脾，用六君子汤调理。

（2）痰热郁肺

证候：咳嗽痰多，质稠色黄难咳，气粗息促，口干渴，便秘尿赤，面部烘热，胸胁胀满，咳时引痛。舌质红苔黄腻，脉滑数。

治法：清热化痰，肃肺止咳。

方药：

①常用方：清金化痰汤加减。药用桑白皮、黄芩、栀子、浙贝母、瓜蒌仁、桔梗、橘红、知母。方中以桑白皮、黄芩、栀子清热肃肺；浙贝母、瓜蒌仁、知母清热润肺化痰；桔梗宣肺化痰止咳；橘红理气化痰止咳。肺热得清，肺叶得润，稠痰得化，则宣肃之功自复。

②加减：痰黄如脓腥臭者，加鱼腥草、冬瓜仁、薏苡仁清肺化痰；津伤口渴甚者，加沙参、天花粉生津止渴；身热烦躁者，加生石膏清热除烦；大便秘结者，加大黄以通导。

③临证参考：本证要注意观察痰色和痰量的变化，判断痰热的比重，给予针对性治疗。若痰热内结、咳嗽痰黄、稠厚胶黏、胸膈痞满者，可选清气化痰丸清热化痰、下气止咳。

（3）肝火犯肺

证候：气逆咳嗽阵作，咳引胁痛，咽喉干燥，面红目赤，心烦口苦，常感痰滞咽喉而咳之难出，痰少质黏，甚或咯血。舌苔薄黄少津，脉象弦数。

治法：清肝泻肺，顺气降逆。

方药：

①常用方：泻白散合黛蛤散加减。药用桑白皮、地骨皮、天花粉、海蛤壳、青黛、黄芩。方中以桑白皮清肺降气、止咳平喘；地骨皮、黄芩、青

黛清肝泻肝，以撤刑金之火；海蛤壳清热化痰止咳；天花粉润肺生津。

②加减：肝火旺者，加栀子、牡丹皮、赤芍清肝泻火；胸闷胁痛者，加枳壳、郁金、丝瓜络理气解郁；津伤口渴者，加沙参、麦冬、生地黄养阴生津；痰黏难咳者，加川贝母、知母、海浮石润肺化痰。

③临证参考：此证病本在肝，表现在肺，只徒理肺，肝火不平，则咳终不止，唯清泄肝火、顺气降逆为正路。同时，气郁化火，火易伤津，故临证时还应伍以清养之品。

（4）肺阴亏耗

证候：干咳，咳声短促，痰少黏白或痰中带血，口干咽燥，或声音逐渐嘶哑，手足心热，潮热盗汗，形瘦神疲。舌红少苔，脉细数。

治法：滋阴润肺，止咳化痰。

方药：

①常用方：沙参麦冬汤加减。药用沙参、麦冬、玉竹、天花粉、桑叶、川贝母、知母。方中以沙参、麦冬、玉竹、天花粉生津润肺；桑叶、知母、川贝母清热养阴润肺、化痰止咳。阴津得复，肺叶得润，清肃之令自行。

②加减：阴虚火旺者，加银柴胡、青蒿、鳖甲滋阴清热；咳嗽较重者，加百部、紫菀、款冬花止咳化痰；痰黏难咳者，加蛤粉、黄芩润肺化痰；痰中带血者，可加牡丹皮、白茅根、藕节凉血止血。

③临证参考：肾阴为人体阴液之根本，肺阴亏耗，日久累及肾阴，因此治疗时必少佐滋补肾阴之品。若肺肾之阴俱虚，虚火较甚，则咳嗽痰中带血，咽喉燥痛，手足烦热，舌红少苔，脉细数，可选百合固金汤治疗。

（5）肺气虚寒

证候：咳声低弱无力，气短不足以息，咳痰量多、清稀、色白，神疲懒言，食少，面色㿠白，畏风自汗，易感冒。舌淡苔白，脉细弱。

治法：补气温肺，止咳化痰。

方药：

①常用方：温肺汤加减。药用人参、肉桂、干姜、钟乳石、半夏、橘

红、木香。方中以人参、肉桂、干姜、钟乳石温补脾肺以治本；半夏、橘红、木香燥湿健脾、理气化痰以治标。

②加减：痰多清稀者，加白芥子、细辛温化寒痰；咳逆气短，动则更甚者，加补骨脂、诃子、沉香补肾纳气；神疲懒言食少者，加白术、茯苓健脾益气。

③临证参考：值得注意的是用药以甘温适中、质润轻巧为贵，旨在拨动肺金清肃灵性、徐发肺气，忌仿补脾之法而进甘温性燥之品。此外，本证患者正气已虚，卫外不固，易受外邪的侵袭而使症状加重，因此，治疗时应注意预防外邪的侵袭。

（6）寒饮犯肺

证候：咳嗽气急，呼吸不利，咳吐白色清稀泡沫痰，形寒背冷，喜热饮，在冬季或受寒后发作或加重。舌苔白滑，脉细弦滑。

治法：温肺化饮。

方药：

①常用方：小青龙汤加减。药用麻黄、细辛、干姜、桂枝、五味子、白芍、半夏。方中以麻黄辛温宣肺平喘；细辛、干姜、桂枝温阳祛散寒饮；半夏燥湿化痰；五味子、白芍敛肺止咳。

②加减：痰多稀薄者，加白芥子、白前、苏子温化痰饮；胸膈满闷者，加厚朴、莱菔子、陈皮理气宽胸化痰。

③临证参考：病情反复发作者或老年人易患此证，治疗时要固护人体之正气，祛邪而不伤正，要根据正虚与邪实的侧重不同，选择扶正与祛邪的药物比重。

◎ 家庭必备小药箱

（1）桑菊感冒片：每次4～8片，每日2～3次，口服；适用于风热咳嗽、燥热咳嗽的治疗。

（2）蛇胆川贝母液：每次1支，每日2次，口服；适用于肺热咳嗽的治疗。

（3）蛇胆川贝母枇杷膏：每次 15mL，每日 3 次，小儿酌减，口服；适用于风热犯肺及痰热郁肺之咳嗽的治疗。

（4）川贝母枇杷止咳颗粒：每次 1 袋，每日 3 次，开水冲服用于外感风热及肺热所致之咳嗽、咽干疼痛、口渴、痰稠或痰多等症的治疗。

（5）复方川贝母精片：每次 3~6 片，每日 3 次，口服；适用于急、慢性支气管炎和支气管扩张之风寒咳嗽、痰喘的治疗。

（6）养阴清肺糖浆：每次 20mL，每日 2 次，温开水调服；适用于阴虚肺燥、咽喉干痛、干咳少痰或痰中带血的治疗。

（7）三蛇胆陈皮末：每次 1~2 瓶，每日 2~3 次，温开水送服；适用于风寒咳嗽，痰多呕逆者。

（8）橘红丸：大蜜丸每次 2 丸，小蜜丸每次 12g，每日 2 次，温开水送服；适于咳嗽痰多、痰不易咳出、胸闷口干者。

（9）复方罗汉果止咳颗粒：每次 1 袋，每日 3 次，开水冲服；适用于咳嗽、咽痛的治疗。

第三节　社区获得性肺炎

肺炎是指由感染性病原体、理化因素或免疫因素介导的肺实质炎症过程。肺炎根据不同的病原体感染，可以分为细菌性肺炎、病毒性肺炎、真菌性肺炎、支原体肺炎等，更进一步具体可以分为肺炎球菌肺炎、流感嗜血杆菌肺炎、肺炎克雷伯杆菌肺炎、绿脓杆菌肺炎、军团菌肺炎等。根据患病环境不同又可以分为社区获得性肺炎和医院获得性肺炎。按照解剖学分类，可分为大叶性肺炎、小叶性肺炎、间质性肺炎等。

◎ 教您了解社区获得性肺炎

社区获得性肺炎也被称为院外肺炎，是指在医院以外的社区环境中机体受到细菌等微生物感染后引发的肺炎，包括患者在社区感染致病菌，在尚处于潜伏期时因其他原因住院后发病的肺炎，但是排除在医院内感染而出院后发病的肺炎。

西医对本病是如何认识的呢？社区获得性肺炎的病因繁多，以感染最为常见，如细菌、病毒、支原体、真菌、衣原体、立克次体等病原体均可引起，肺炎的发生取决于病原体和宿主这两个因素。正常的呼吸道防御机制使气管隆突以下的呼吸道保持无菌，如果病原体数量繁多，毒力强或宿主呼吸道局部及全身免疫防御系统损害，致病微生物在下呼吸道孳生繁殖，可引起肺泡毛细血管充血、水肿，肺泡内纤维蛋白渗出及细胞浸润，从而导致发生肺炎。

常见的病原体包括肺炎链球菌、肺炎支原体、肺炎衣原体、流感嗜血杆菌、呼吸道病毒（甲型流感病毒、乙型流感病毒、呼吸道合胞病毒、腺病毒、副流感病毒）等。其中肺炎链球菌、肺炎支原体是主要的病原体，但是仍有 40% 的患者病原体不明。

◉ 中医是如何认识肺炎的

社区获得性肺炎属中医学风温、肺热咳嗽的范畴。肺炎往往起病急骤，其症状主要表现为恶寒发热、咳嗽胸痛乃至呼吸困难，特别是老年人症状较重，可致消化功能减弱，进食减少，甚至不能自行饮食。

中医学认为，该病病因主要是外感风热或风寒之邪入里化热，肺气郁闭、痰热壅肺是其病变机制。其中痰热既是病理产物，又是导致喘咳的原因。因此，治疗肺炎清热化痰、宣肺降逆为基本治则，并应随时预防各种并发症的发生。在肺炎的恢复期，中医的治则不外两大法则，一是清除余邪，一是培元固本。前者重痰、热、瘀；后者注意益气生津。

1. 发病机理

肺炎，中医也叫风温病，陈平伯在《外感温病篇》中记载："风温证，身热畏风，头痛咳嗽，口渴，脉浮数，舌苔白者，邪在表也，当用薄荷、前胡、杏仁、桔梗、桑叶、川贝母之属，凉解表邪。风温证，身热、咳嗽、自汗、口渴、烦闷、脉数、舌苔微黄者，热在肺胃也，当用川贝母、牛蒡、桑皮、连翘、橘皮、竹叶之属，凉泄里热。风温证，身灼热、口大渴、咳嗽烦闷、谵语如梦语、脉弦数、干呕者，此热灼肺胃、风火内旋，当用羚羊角、川贝母、连翘、麦冬、石斛、青蒿、知母、花粉之属，以泄热和阴。"

2. 发病部位

发病部位主要在肺，发病机理为痰热蕴肺、肺失宣肃，在一般情况下，病情分为轻、重两个阶段。如果病邪太盛，机体正气不能战胜病邪，邪气就会进入机体内部，出现面色口唇发紫或出现斑疹；甚至病邪侵袭心神，蒙蔽心窍，出现昏迷休克。如果治疗得当，邪气退去，正气恢复，会出现手足心热或口舌干燥、身体疲倦、气短懒言的症状。

一、未病期

◎ 哪些人易患肺炎

一般来说，肺炎可发生于任何人群，但有些人更容易患肺炎，比如患有严重的急慢性疾病、昏迷、晚期癌症、糖尿病、尿毒症、白血病、艾滋病等疾病患者，由于自身疾病损害了机体的防御功能而易发生肺炎；有些患者长期应用激素、免疫抑制剂、抗肿瘤药物，这些药物使机体免疫功能下降，也容易发生肺炎；还有些人长期使用和滥用抗生素，增加了耐药细菌的繁殖，从而增加了患肺炎的机会。

肺炎也是老年人常见的疾病之一，临床表现常不典型，加之原有基础疾病症状的掩盖，易于漏诊。老年人机体抗病能力差，应激能力不足，病情常偏重，大多需要住院治疗。老年肺炎可见咳嗽咳痰，但高热的不多，常表现为低热或中度发热，甚至体温正常，而多表现为食欲不佳、精神委靡或意识障碍。肺炎的严重程度随年龄的增长而加重，病死率增高。

◉ 病原体侵犯人体的途径

病原体入侵方式主要为口咽部定植菌随分泌物误吸和带菌气溶胶吸入，前者是肺炎最重要的发病机制。细菌直接种植、邻近部位感染扩散或其他部位感染经血液播散至肺内较少见。

通常情况下，人体正常的免疫防御机制可使气管、支气管及肺泡组织保持无病原体状态。当免疫功能受损，进入下呼吸道的病原体毒力较强或数量较多时，易发生肺炎。

人体免疫防御机制受到损伤时容易感染肺炎，如受寒、饥饿、疲劳、醉酒、昏迷、吸入毒气、缺氧，或患有肺水肿、尿毒症、营养不良、病毒感染及应用免疫抑制剂、糖皮质激素，以及行人工气道、鼻胃管等。

◉ 社区获得性肺炎的预防

肺炎的预防以加强体育锻炼、增强体质为主，还应尽量避免危险因素，如吸烟、酗酒等。年龄大于 65 岁者可注射流感疫苗。对年龄大于 65 岁或不足 65 岁但有心血管、肺疾病、糖尿病、酗酒、肝硬化和免疫抑制者（如人类免疫缺陷病毒感染、肾衰竭、器官移植者等），可注射肺炎疫苗。

平时饮食要清淡有营养。肺炎属急性热病，消耗人体正气，影响脏腑功能，易导致消化功能降低。因此，饮食应以高营养、清淡、易消化的食物为宜，少吃大鱼大肉及胡椒、芥末、辣椒等调味品；多吃甘温性的水果，如桃、杏、李子、橘子等，但也不应过量；油腻、辛辣的食物可刺激咽喉及气管，引起局部充血，故也应少吃。

◉ 防治小偏方

（1）粳米 60g，鱼腥草 30g，桔梗 15g，一同熬稀粥，每日 3 次服用。

（2）取鲜鲤鱼血，每日 1～2 次服用；同时，取鲤鱼肉和血捣烂成膏状，摊白纱布，敷于前后胸部，并包扎妥当。

（3）将蜂蜜摊在白纱布上，贴敷前后胸部，蜜干即换。

（4）鲜鸡血适量，每日3次，每次1大汤匙空腹服用。

（5）鲜马肉切碎、捣烂摊在白纱布上，贴敷胸、背部，包扎好，每日2次。

（6）鳗鱼2条，加清水放砂锅中煮2小时，其汤上有鳗油浮上，取其浮油，每日1小杯加少许盐，空腹服用，每日2次。

（7）煤油适量，涂在棉纱布上，敷在前后胸。

（8）芥子适量，捣成泥涂在白布上，贴敷在胸部，利于局部充血缓解内部炎症。用此法时，要注意皮肤发红即取下。另外，要注意布上的芥子泥不可太厚，以免皮肤起水疱。

◎借助治未病法，轻松远离肺炎

1. 敷足疗法

天南星、白芥子各30g，姜汁适量。将天南星、白芥子共研细末，加姜汁调匀成糊状，分别涂布于双足涌泉穴、中脘穴上，干后即换，每日3～5次，连续3～5天。

2. 敷脐疗法

麻黄、细辛各5g，研为细末，加米醋适量，调为稀糊状，外敷于肚脐孔处，敷料包扎，胶布固定，每日换药1次，连续3～5天。

3. 足浴疗法

白萝卜150g，全紫苏、鲜橘皮各100g。将萝卜切片，与药同放锅中，加清水适量，浸泡5～10分钟后，水煎取汁，放入浴盆中，待温时足浴。每日2次，每次10～30分钟，每日1剂，连续3～5天。

4. 热熨疗法

白芥子、莱菔子、紫苏、桔梗各50g，甘遂、细辛各20g，共研细末，置于锅中，炒热后布包热敷于双肩胛之间，每日贴敷30分钟，每日1次，连续7天。

5. 五禽戏疗法——鸟戏

第一，预备式。两脚相并站立，两臂自然下垂，掌心向内，两眼平视前方。第二，左脚向前迈一步，右脚随之跟进半步，右脚尖点地；同时两臂缓慢从身前抬起，掌心向上，至与肩平时两臂向两侧举起，随之做深吸气。第三，右脚前进与左脚相并，两臂自两侧下落，掌心向下，同时下蹲，两臂在膝下相交，掌心向上，同时深吸气。然后缓缓起立，两臂自然下垂，掌心向内。第四同第二，但左右相反。第五同第三，但左右相反。如此左右交替，锻炼次数以耐受为度。

6. 易筋经疗法——九鬼拔马刀势

桩势要领：左足在右足前 3 寸许，右手置于头后，掌心向后，拇指侧在上；左手置于背后，拇指侧在下，掌心向前（向自身），腰脊要直，头面向左上方。注意：双肘向后背，不可松懈向前。口诀：侧道弯肱，抱顶及颈，自头收回，弗嫌力猛，左右相轮，身直气静。

二、既病期

◉ 怀疑得了肺炎需要做哪些检查

怀疑患肺炎的患者应及时去医院诊治，一般要做以下检查：

（1）血常规检查：白细胞超过 10×10^9/L，中性粒细胞比例超过 70%，即为白细胞增高，常见于细菌感染。

（2）胸片：是诊断肺炎的重要依据。

（3）痰液检查：肺炎患者进行痰液检查是非常重要的，医生能从痰液中检查致病菌，从而有针对性地采用对该菌敏感的抗生素治疗。

◉ 出现这些症状时，要及时到医院就诊

（1）最近新发的咳嗽，或原有呼吸道疾病近期症状加重，咳出的痰液性质改变，出现脓痰或铁锈色痰。

（2）发热，通常是高热，体温升高，≥ 38℃，可能有寒战现象。

（3）可能会出现胸部疼痛、气短、呼吸急促、心跳加快、易疲劳、头痛、恶心、呕吐、肚子痛等症状。

◎ 临床诊断依据

（1）新近出现的咳嗽、咳痰或原有呼吸道疾病症状加重，并出现脓性痰，伴或不伴胸痛。

（2）发热。

（3）肺实变体征和（或）闻及湿性啰音。

（4）白细胞 > 10×10^9/L 或 < 4×10^9/L，伴或不伴细胞核左移。

（5）胸部 X 线检查显示片状、斑片状浸润性阴影或间质性改变，伴或不伴胸腔积液。

以上（1）~（4）项中任何 1 项加第（5）项，并除外肺结核、肺部肿瘤、非感染性肺间质性疾病、肺水肿、肺不张、肺栓塞、肺嗜酸性粒细胞浸润症及肺血管炎等后，可确立临床诊断。

◎ 治疗肺炎如何选择抗感染药物

诊断肺炎后选择抗感染药物，建议在用药前按要求采样进行病原学检查，根据当地肺炎的病原谱和药敏结果、借鉴国内外关于肺炎的治疗指南和抗感染指导原则制定选药方案。患者用药 48 ~ 72 小时后应进行临床评价，若无效，则应认真分析原因，并采取适当的处理方法；有效，则可维持原治疗方案，并完成相应的疗程。

（1）对无基础疾病的青壮年和无危险因素的社区获得性肺炎，一般可选用青霉素类、多西环素（强力霉素）、大环内酯类、第一代或第二代头孢菌素、喹诺酮类（如左旋氧氟沙星、莫西沙星）等。

（2）对有基础疾病或有危险因素的社区获得性肺炎，β－内酰胺类加大环内酯或加氟喹诺酮药物均可选择。当有铜绿假单胞菌感染时（如结构性支气管异常），可选用抗铜绿假单胞菌的药物，如抗铜绿假单胞菌 β – 内酰胺（如头孢吡肟、头孢他啶）、碳青霉烯类、β – 内酰胺 /β – 内酰胺酶抑制剂（如氧哌嗪青霉素 / 他唑巴坦、头孢哌酮 / 舒巴坦）或头孢菌素联合环丙沙星或联合氨基糖苷及呼吸氟喹诺酮 / 大环内酯。

（3）对于危及生命的重症肺炎，建议早期采用广谱强效的抗菌药物治疗，待病情稳定后可根据病原学进行针对性治疗，或降阶梯治疗。抗生素治疗要尽早开始，首剂抗生素治疗争取在诊断社区获得性肺炎后 4 小时内使用，以提高疗效，降低病死率，缩短住院时间。

◉ 中医辨证论治

一般认为，该病的发生为禀素正气不足，卫气失于固摄，或寒温失调、起居不慎，致肺卫之卫外功能减弱，导致外邪乘虚侵入而发病。病之初期，外邪初犯肺经时，卫气郁而不宣，皮毛开阖失司，肺失宣发，而出现畏寒、寒战、高热、头痛、身痛、咳嗽等卫气与外邪抗争的卫分表象，此时以卫表症状为主。故虽有咳嗽，但痰不多，或咳嗽不甚，提示风温初起当以疏风清热为法，可选辛凉轻剂桑菊饮以清宣上焦之热。继而，热入气分，肺热郁蒸，故见身热不恶寒，热邪灼津成痰，形成痰热阻肺，而出现咳嗽、气促、鼻翕、痰黄而黏等。痰热内阻，肺络失和而致胸痛，若热盛损伤肺络，则见咯血，肺与大肠相表里，痰热壅盛，热灼肠液，则大便秘而不行。

肺炎多系温热之邪袭肺所致，病变部位在肺，传变规律及辨证治疗多循温病的卫气营血理论。临床以邪袭肺卫、痰热壅肺、肺热腑实、热入心包、正虚欲脱及正虚邪恋证型为多见。热毒蕴肺是本病中心环节，故疏风清热解毒是基本治疗大法。若见阳明腑实证，当肺胃同治；若逆传心包，当凉营清心、豁痰开窍；若正不胜邪，热毒内陷，阴竭阳脱，亟当回阳救阴、益气固脱。具体可分为以下几个证型：

（1）邪袭肺卫

发病急骤，出现发热、恶寒、无汗或少汗、咳嗽、痰白或黄、口渴等症状。

治疗：辛凉解表、宣肺化痰。

方药：桑菊饮合银翘散加减。肺热内盛加鱼腥草、大青叶、黄芩以清泄肺热；口渴明显者，加天花粉、南沙参以清热生津；痰黄黏稠加浙贝母、天竺黄以清热化痰；咽痛明显者加板蓝根、山豆根以清热利咽。

（2）痰热壅肺

出现发热、咳嗽、痰多痰鸣、痰黏或黄或带血、胸痛、气粗而喘、口渴烦躁、小便黄赤、大便干燥等症状。

治疗：清热化痰、宣肺平喘。

方药：麻杏甘石汤合苇茎汤加减。痰热壅盛加鱼腥草、桑白皮、金银花、浙贝母以加强清热化痰解毒之力；咯血加侧柏叶、白茅根以凉血止血；胸痛加郁金、丝瓜络以活络止痛；便秘加生大黄、芒硝冲服以通腑泄热；表征未解，仍有恶寒、发热则用生麻黄；若表征已解，可用炙麻黄；若胸闷、纳呆、舌苔腻或黄腻，为湿热壅肺，可加用半夏、厚朴、竹叶、滑石、通草等。

（3）痰热结胸

出现发热、心口胀满、按压痛、咳嗽、口苦黏腻、恶心欲呕、小便黄赤、大便干结、痰黄等症状。

治疗：清热涤痰、宽胸开结。

方药：小陷胸汤合枳实汤加减。若恶心呕吐者，加入竹茹、生姜以化痰和胃；嘈杂、反酸者，可少佐吴茱萸开郁制酸；痛及两胁者，加入柴胡、郁金、川楝子以清疏肝胆；便秘加生大黄、芒硝冲服以通腑泄热；高热痉厥为主者，可加服紫雪丹以镇痉开窍、清热解毒。

（4）肺热腑实

出现发热、口渴、喜冷饮、咳嗽、胸痛、气促、痰多、色黄稠难咳出、大便秘结等症状。

治疗：当通腑泄热、清肺化痰。

方药：宣白承气汤加减。热盛烦躁者重用生石膏，加金银花、蒲公英、虎杖清热透邪解毒；燥屎不下者，加芒硝（冲服）以通腑泄热；伴有神昏谵语者，可加安脑丸或安宫牛黄丸以清热解毒、开窍醒神。

（5）热入心包

此证型为重危症，常见于病毒性肺炎或金黄色葡萄球菌肺炎，出现夜晚发热严重、烦躁、神昏谵语、气促、喉咙有痰声、舌红绛、脉弦滑数等症状。

治疗：清心泄热、豁痰开窍。

方药：清营汤合菖蒲郁金汤加减。高热烦躁、神昏谵语为主者，可加安宫牛黄丸化开冲服以清心解毒、开窍安神；高热痉厥为主者，可加服紫雪丹以镇痉开窍、清热解毒；兼腑实便秘者，加生大黄（后下）、芒硝冲服以通腑泄热醒神。

（6）正虚欲脱

体温骤降、额出冷汗、面色苍白、口唇青紫、呼吸短促、脉微细。

治疗：回阳救逆、益气养阴。

方药：参附汤合生脉散。大汗淋漓者，加煅龙骨、煅牡蛎、山茱萸以敛汗固脱。

（7）正虚邪恋

低热不退，咳嗽减而未止，痰少黏稠不爽，神疲乏力，气短懒言，或口渴烦躁，舌红而裂，少苔，或舌淡而少津，脉细数或无力。

治疗：益气养阴、润肺化痰。

方药：麦冬汤合泻白散加减。低热不退者，加白薇、银柴胡以清虚热；纳呆者，加生谷芽、生麦芽、鸡内金以消导开胃；痰黏难咳者，加瓜蒌皮以清化痰热；腹胀者，加佛手、香橼皮以行气消胀。热退后，虚羸少气，气逆欲吐，气阴两伤，胃气不和，可选竹叶石膏汤加减调治。

◎ 贴敷疗法治疗肺炎有疗效

肺炎经治疗，迁延不愈、痰多者，可采用敷贴的方法进行治疗。

【方法1】

药物：葱白、艾叶各6g。

用法：共捣烂，敷肚脐。另取1份，在虎口上刺至微血后，将药包上，烧退即去药；适用于小儿肺炎有高热者。

【方法2】

药物：白芥子末、面粉各30g。

用法：将上药加水调成糊状，用纱布包后，敷贴肺俞穴（图3-1）。每日1次，每次约15分钟，出现皮肤发红为止，连敷3日。

【方法3】

药物：桔梗、吴茱萸、白芥子各1g。

用法：共研细末，用白酒调成糊状，敷贴背部各俞穴（图3-1），以及膻中穴、涌泉穴，每日1次，每次3～5小时，7天为一个疗程。

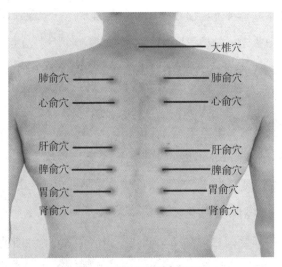

图3-1　背部部分腧穴定位图

【方法4】

药物：大黄、芒硝、大蒜各15～30g。

用法：先将前两药研为细末，将大蒜捣烂成泥状，将药末掺匀调成糊状，敷膻中穴，用纱布敷盖，胶布固定。如皮肤未出现反应，可连用 3 ～ 5 天，有反应者立即停用。

【方法 5】

药物：天花粉、黄柏、乳香、没药、樟脑、大黄、生天南星、白芷等各 15 ～ 30g。

用法：将上药研为细末，取 3 ～ 5g，老陈醋调和成糊状，置于纱布上，贴于胸部膻中穴、背部肺俞穴，每 12 小时更换一次，7 天为一个疗程。

◉ 防治小偏方

（1）虎杖根鲜品 500g（干品 250g），加水 2500mL，煎煮至 500mL，口服，每次 20 ～ 50mL，每日 2 ～ 3 次；见体温降至正常，症状好转即酌情减量，至肺炎症状完全消失时停药。

（2）大青叶、板蓝根各 15g，草河车、僵蚕各 9g。水煎服，取汁 200mL，分 3 次服；适用于病毒性肺炎的辅助治疗。

（3）大蒜适量（紫皮尤佳）置钵中捣烂，加入温水或糖浆浸渍 4 小时（制成 10% ～ 100% 的大蒜糖浆），过滤后即可，每次服 5 ～ 10mL，4 小时一次。

（4）射干 10g，麻黄 3g，五味子 10g，细辛 3g，桂枝 10g，半夏 10g，生石膏 30g。将上药浸泡半小时，水煎沸后 20 分钟，取汁 250mL，分 3 ～ 4 次服；适用于肺炎喘促明显者的辅助治疗。

（5）鱼腥草 500g，水煎 40 分钟，成 100% 溶液，口服每次 20 ～ 40mL，每日 3 次；适用于肺炎急性期的辅助治疗。

（6）新鲜女贞叶 500g，加水 500mL，浓煎至 200mL，口服每次 5 ～ 10mL，每日 3 ～ 4 次；适用于肺炎恢复期的辅助治疗。

◎ 特效理疗养生方

（1）拍肺法治肺炎：坐在椅子上，全身放松，上身挺直，两膝自然分开，双手放在大腿上，双眼微微闭上，将注意力集中在丹田，边吸气边抬手，用手掌从两侧胸部由上至下轻拍，呼气时从下向上轻拍，持续约10分钟，最后用手背随呼吸轻叩背部肺俞穴数十下。

（2）吸气法治疗肺炎：自然站直，两脚分开与肩同宽，两手掌相搭。掌心向上，放于脐下3厘米处，双目平视，身体放松并吸气于两乳之间，收腹，再缓缓呼气放松，持续半小时左右即可。

◎ 学会更加有效地呼吸

将指尖放在肩上，吸气同时将双肘在胸前并拢，尽可能抬高双肘，然后放下，手臂画圈，同时呼气，重复。坐在凳子上或站立时，可用双臂做胸部打击动作，缓慢向后伸展双臂，推拳，手臂下移至臀部以下同时将双肩向后拉；背后的手仍是握拳状，吸气同时尽可能抬高手臂；呼气放下手臂，同时松拳，重复。

◎ 缓解肺炎症状的按摩操

（1）一侧手臂伸开，另一只手拇指指腹按压尺泽穴，并以此穴为中心从肘向肩的方向平推5次。

（2）取坐位，一手食指按压对侧俞府穴，同时呼气3秒，用力由轻渐重，然后吸气3秒，用力由重渐轻，反复5次。

（3）除拇指外其余四指并拢，用指腹按揉不容穴及其周围，并做环状运动，同时呼气3秒，用力由轻渐重，再吸气3秒。

◎ 得了肺炎，日常生活应注意什么，如何加强对症治疗

日常生活中应注意休息、多饮水，要注意加强营养，但饮食一定要易

于消化，儿童和老年人应特别重视日常保健。

要重视对症治疗，如补充血容量及维持患者水、电解质平衡。老年肺炎患者可呈现严重消耗状态，需给予高热量、高蛋白质、高维生素饮食，可酌情给予白蛋白、血浆、氨基酸或高营养液等；如患者出现低氧血症，可给予氧疗；如出现发热，可应用物理或药物方法降温。

◎ 如何调整老年肺炎患者的饮食

（1）尽量多饮水，吃易消化或半流质食物，以利湿化痰，及时排痰。

（2）忌烟酒，慎用辛辣、刺激性食品，以避免刺激产生咳嗽。

（3）肺炎常伴有高热，机体消耗明显，故应提供高能量食物，进食高蛋白且易于消化的食物，可适当多吃水果，以增加机体水分和维生素（维生素 C 能增强人体抵抗力，维生素 A 对保护呼吸道黏膜有利）。

◎ 防治食疗方

肺炎患者可用清热或发散风寒的药物、食物组成的食疗方进行调理。

（1）鲜香蕉 200g，捣烂绞汁煮熟，加食盐少许调服，具有清热润肠作用；适用于老年肺炎见大便干结者。

（2）雪梨 1～2 个，黑豆 30g，将梨洗净切片，加水适量，放入黑豆，用文火炖烂，熟后服食；适用于老年人肺炎肺肾亏虚者。

（3）燕窝 6g，银耳 9g，冰糖适量。将燕窝、银耳用热水泡发，择洗干净，放入冰糖，隔水炖熟服用；适用于老年肺炎患者。

（4）猪肺 1 个不灌洗，以甜杏仁 49 粒（去皮尖）、川贝母 15g（去心）、生姜汁 1 茶匙、蜜 30g，四味入肺管内扎紧，白水煮熟，连汤同食；适用于老年肺炎患者。

（5）紫皮大蒜 30g（去皮，放沸水中煮 1 分钟后捞出），大米 60g，白及粉 5g，将大米、白及粉放水中煮熟，再入大蒜共煮成粥，早、晚餐常服。

（6）新百合 200g，加蜂蜜蒸软，时常食用有润肺止咳之功效；适用于老年人肺炎干咳少痰者。

◉ 教您几个药食同源的饮品方

（1）复方银菊茶

原料：金银花 21g，菊花、桑叶各 9g，杏仁 6g，芦根 30g（鲜者加倍）。

做法：水煎，去渣，加入蜂蜜 30g，代茶饮。

功效：适用于肺炎初起，证属风热犯肺者。

（2）芦根竹沥粥

原料：芦根 60g，粳米 50g，竹沥 30g，冰糖 15g。

做法：芦根水煎，滤汁去渣，加粳米和适量水，共煮为稀粥，加入竹沥、冰糖，稍煮后即可服食，每日 1～2 次。

功效：适用于肺炎，证属肺热壅盛者。

（3）五汁饮

原料：荸荠汁、鲜芦根汁、鲜藕汁、梨汁、麦冬汁各等量。

做法：各自煮汁后混合。每次饮服 30mL，每日 3 次。

功效：适用于肺炎恢复期，证属肺阴耗伤，表现为低热、口渴和心烦者。

第四节　肺气肿

◉ 教您了解肺气肿

肺气肿指终末细支气管远端（包括呼吸性细支气管、肺泡管、肺泡囊和肺泡）气腔增大，并伴有腔壁破坏性改变的一种病理状态，主要包括阻塞性肺气肿、老年性肺气肿、代偿性肺气肿及灶性肺气肿等。阻塞性肺气肿最为常见，它是由于慢性支气管炎或其他原因逐渐引起的细支气管狭窄，终末细支气管远端气腔过度充气，气腔壁膨胀、破裂而产生的肺脏充气过度和肺容积增大的阻塞性肺病。肺气肿是支气管和肺疾病常见的并发症，与吸烟、空气污染、小气道感染、尘肺等关系密切，尤其是慢性阻塞性细支气管炎是引起肺气肿的重要原因。

◎ 哪些原因可引起肺气肿

肺气肿的发病机制至今尚未完全阐明，一般认为是多种因素协同作用形成的。引起慢支的各种因素如感染、吸烟、大气污染、职业性粉尘和有害气体的长期吸入、过敏等，均可引起阻塞性肺气肿。

◎ 肺气肿是如何分期的

（1）无症状期：无自觉症状，体格检查、胸部X线片和肺通气功能测定均无异常发现，仅在病理检查时发现有肺气肿，属亚临床阶段。

（2）通气障碍期：有发作性或持续性呼吸困难、慢性咳嗽、疲乏无力，体格检查和胸部X线检查有肺气肿表现，肺功能测定显示肺通气障碍、残气量增加。

（3）低血氧症期：除上述症状外，还出现食欲下降、体重减轻、虚弱、发绀，休息或运动后血氧分压降低。

（4）二氧化碳潴留期：出现嗜睡、意识障碍，血二氧化碳分压升高。

（5）肺源性心脏病期：分为代偿期和失代偿期，后期可出现尿少、双下肢水肿及心率加快等心力衰竭的症状。

◎ 肺气肿对人体有什么危害

肺气肿对人体的危害主要有以下几个方面：

（1）呼吸困难，缺氧。

（2）肺泡膨胀，形成肺大泡，剧烈咳嗽时可引起肺大泡破裂。

（3）肺心病。

◎ 中医是如何认识肺气肿的

肺气肿属中医学肺胀的范畴。中医学认为，肺气肿之肺胀主要是因为久咳而致肺、脾、肾三脏的正气亏虚，尤其是晚期，肾不纳气，更易造成肺胀。病灶在肺、脾、肾。久病多虚，心阳不振，则易受外感之邪侵袭，因此，多兼有寒、热、痰等实邪所致的痰浊凝聚、壅塞气道而发生肺胀。

治疗应抓住治标、治本两个方面，祛邪与扶正共施，依其标本缓急应有所侧重。标实者，根据病邪的性质，分别采取祛邪宣肺、降气化痰、温阳利水，甚或开窍、息风、止血等法；本虚者，当以补养心肺、益肾健脾为主，或气阴兼调，或阴阳两顾；正气欲脱时则应扶正固脱、救阴回阳。

一、未病期

◎ 肺气肿的预防

得了肺气肿首先要预防和控制支气管感染，不吸烟或戒烟，适当进行体育运动，增强体质，防止感冒。若有咳嗽、咳痰要立即就医，用抗生素控制感染。其次是做呼吸体操，可坚持每天早上做深呼吸运动，锻炼腹式呼吸，或做以肋间肌运动为主的胸式呼吸。在治疗上可采用氧气治疗和正压呼吸治疗以改善肺循环，但应注意防止支气管痉挛。

◎ 防治食疗方

（1）百合参汤

材料：水发百合15g，水发莲子30g，沙参1条，冰糖、枸杞子、香菜末适量。

做法：将水发百合、水发莲子、枸杞子均洗净备用，沙参用温水清洗备用，净锅上火，倒入矿泉水，调入冰糖，下入沙参、水发莲子、水发百合煲至熟，撒上香菜末即可。

（2）枇杷叶桑白皮茶

材料：枇杷叶10g，桑白皮15g，葶苈子、瓜蒌各10g，梅子醋30mL。

做法：将枇杷叶、桑白皮、葶苈子、瓜蒌洗净放锅里，加水600mL，以文火将600mL水煮至约剩300mL。取汁去渣，待冷却后加上梅子醋即可食用。

主治功效：化痰止咳、泻肺平喘；用于辅助治疗肺热咳喘、小便不利等症。

（3）桑白润肺汤

材料：排骨500g，桑白皮20g，杏仁10g，红枣少许，姜、盐各适量。

做法：排骨洗净，斩件，放入沸水中余水。桑白皮、红枣、姜洗净，切丝，备用。将排骨、桑白皮、杏仁、红枣放入开水锅内，大火煮沸后改小火煲2小时，加入姜、盐调味即可。

主治功效：泻肺止咳、清热化痰；用于辅助治疗肺热咳喘等。

（4）款冬花猪肺汤

材料：款冬花20g，猪肺750g，瘦肉300g，红枣3枚，南杏仁、北杏仁各10g，盐5g，姜2片。

做法：款冬花、红枣浸泡洗净，猪肺洗净切片，瘦肉洗净切块。烧热油锅，放入姜片，将猪肺爆炒5分钟左右。将清水煮沸后加入所有原材料，用小火煲3小时，加盐调味即可。

主治功效：化痰止咳、益气补虚；用于辅助治疗气虚咳喘等。

（5）清肺润燥汤

材料：枇杷叶15g，雪梨300g，生薏苡仁100g，生姜2片，陈皮5g，冰糖适量，水500mL。

做法：将所有食材洗净，雪梨去皮，切块，加水以小火炖煮约90分钟，加冰糖调味即可。

主治功效：润肺止咳；用于辅助治疗阴虚肺燥之咳喘。

二、既病期

◎ 发病前有哪些征兆

轻者登楼梯或走路时有气急症状，重者穿衣、洗脸、说话和大便等日常活动都有气急表现。在慢性咳嗽、咳痰的基础上出现气急应首先想到肺气肿。

◎ 发病时有哪些症状

慢支并发肺气肿时，可在原有咳嗽、咳痰的症状基础上出现逐渐加重的呼吸困难。最初仅在劳动、上楼、登山、爬坡时出现气急，随着病情的发展，在平地活动时甚至静息时也感气急。当慢支急性发作时，支气管分泌物增多，进一步加重通气功能障碍，胸闷、气急加剧，严重时可出现呼吸衰竭的症状，表现为紫绀、头痛、嗜睡、神志恍惚等。

◎ 怀疑得了肺气肿需要做哪些检查

（1）X线检查：胸廓扩张，肋间隙增宽，肋骨平行，活动减弱，膈肌降低且变平，两肺野的透亮度增加。有时可见局限性透亮度增高，表现为局限性肺气肿或肺大泡。肺血管纹理外带纤细、稀疏和变直；而内带的血管纹理可增粗、紊乱。心脏呈垂直位，心影狭长。

（2）心电图检查：一般无异常，有时可呈低电压。

（3）呼吸功能检查：慢支并发肺气肿时，即出现通气功能障碍，如第1秒用力呼气量占用力肺活量比值 < 60%；最大通气量低于预计值的80%；残气容积增加，残气容积占肺总量的百分比增加，超过40%说明肺过度充气，对诊断阻塞性肺气肿有重要意义。

（4）血液气体分析：如出现明显缺氧、二氧化碳潴留时，可出现失代偿性呼吸性酸中毒。

（5）血液和痰液检查：一般无异常，继发感染时似慢支急性发作表现。

🏵 肺气肿，西医怎么治

肺气肿的治疗主要是改善呼吸功能，同时进行病因及并发症的防治，具体方法如下：

1. 积极控制呼吸道感染，及时适量应用抗生素

常用的抗生素包括：

（1）复方磺胺甲基异恶唑：每次 2 片，每日 2 次，首剂加倍，老年人及肾功能较差者酌减，服本药时宜多饮水。

（2）阿莫西林：每次 1g，每日 3 ~ 4 次，口服，对青霉素过敏者慎用。

（3）麦迪霉素：每次 0.4g，每日 3 次，口服。

（4）头孢呋辛钠：每次 2 ~ 4g，入液静滴，每日 1 次；或左氧氟沙星，每次 0.2 ~ 0.3g，入液静滴，疗程 1 ~ 2 周。

2. 保持气道通畅，解除支气管痉挛

常用的方法为氨茶碱 0.1g，每日 3 次，口服；或沙丁胺醇 2.5g，每日 3 次；也可用沙丁胺醇气雾剂。

3. 消除痰液

口服祛痰药、超声雾化、蒸汽吸入以稀释痰液。

常用祛痰药包括：

（1）溴己新：每次 16mg，每日 3 次，口服；适用于痰黏咳出困难者。

（2）喷托维林：每次 25mg，每日 3 次，口服；适用于上呼吸道感染引起的无痰干咳者。有青光眼及心功能不全伴有肺部淤血者慎用。

（3）复方甘草片：每次 3 ~ 4 片，每日 3 次，口服或含化。

🏵 中医辨证论治

中医辨证论治宜针对肺气肿的病因、病期和反复发作的特点，采取防

治结合的综合措施。治疗当根据感邪时偏于邪实、平时偏于正虚的不同，有侧重地分别选用扶正与祛邪的不同治则。标实者，根据病邪的性质，分别采取祛邪宣肺（辛温、辛凉）、降气化痰（温化、清化）、温阳利水（通阳、淡渗）、活血祛瘀，甚或开窍、息风、止血等法；本虚者，当以补养心肺、益肾健脾为主，或气阴兼调，或阴阳兼顾；正气欲脱时则应扶正固脱、救阴回阳。临床缓解期宜加强锻炼，增强体质，提高机体抵抗力，预防复发。应宣传、教育患者自觉戒烟，远离各种诱发因素。

（1）痰热壅肺

证候：咳嗽，咳痰色黄黏稠，咯吐不爽，喘息气粗，胸部胀满，烦躁，口渴欲饮，身热微恶寒，溲黄便干。舌红苔黄燥或黄腻，脉数或滑数。

治法：清热化痰，宣肺止咳。

方剂：麻杏甘石汤加味（《伤寒论》）。

方药：炙麻黄、杏仁、生石膏、甘草。

加味：若痰黄稠难咳加黄芩、瓜蒌，以清热化痰；若伴有气急、气喘、痰涎壅盛加桑白皮、莱菔子，以泻肺化痰。

（2）寒痰壅盛

证候：咳嗽痰多，色白黏腻或呈泡沫状，喘促气急，稍劳即著，恶恶风易汗，脘痞纳少，倦怠乏力。舌质偏淡，苔薄腻或浊腻，脉小滑。

治法：温肺化痰，降气平喘。

方剂：苓桂术甘汤（《金匮要略》）合苏子降气汤（《太平惠民和剂局方》）加减。

方药：桂枝、茯苓、白术、苏子、半夏、陈皮、厚朴、当归、前胡、甘草。

以上两证型适用于慢性支气管炎肺气肿急性发作期以标实为主者的治疗。

（3）肺气亏虚

证候：喘促气短，语音低微，精神疲乏，或有咳嗽，咳痰不爽，动则喘剧,口干舌燥。舌质红少苔,脉沉细弱。

治法:补肺益气。

方剂:补肺汤合玉屏风散(《永类钤方》究原方,录自《医方类聚》)加减。

方药:人参、黄芪、熟地黄、五味子、紫菀、桑白皮、防风、白术。

(4)脾虚痰阻

证候:喘促气短,倦怠乏力,食欲不振,胸膈胀满,咳嗽,咳白黏痰。舌淡胖苔白腻,脉沉缓弱。

治法:健脾益气,祛痰平喘。

方剂:参苓白术散(《太平惠民和剂局方》)加减。

方药:人参、茯苓、白术、桔梗、山药、白扁豆、莲子肉、砂仁、薏苡仁、甘草,可加苏子、莱菔子、杏仁。

(5)肾气亏损

证候:喘促气短,呼多吸少,气不得续,动则喘促更甚,腰腿酸软,头晕耳鸣,面色青黑,汗出肢冷,甚则二便不禁,下肢浮肿。舌质淡苔薄白,脉沉细弱。

治法:补肾纳气。

方剂:金匮肾气丸(《金匮要略》)加减。

方药:桂枝、附片、熟地黄、山萸肉、山药、茯苓、牡丹皮、泽泻。

(6)痰郁气结

证候:胸满闷痛,气短心烦,头晕头痛,口干。舌红苔腻,脉弦滑。

治法:理气化痰。

方剂:四逆散(《伤寒论》)合二陈汤(《太平惠民和剂局方》)加减。

方药:柴胡、白芍药、枳壳、甘草、茯苓、半夏、陈皮。

以上证型适用于慢性支气管炎肺气肿缓解期。肺胀发展缓慢,病理涉及多脏腑,久病多虚、气病涉血,故肺胀多为本虚标实证。因此,治疗中应注意补虚不忘祛痰,行气不忘活血。

◉ 肺气肿患者忌用哪些药物

（1）氯丙嗪可严重抑制呼吸中枢和支气管反射系统，而出现呼吸减弱、咳痰无力、排痰障碍等。

（2）三环抗抑郁药与色甘酸钠可致痰液稠厚黏着，排痰不畅，阻碍通气。

（3）组织胺可致气管收缩。

（4）阿司匹林、吗啡、吩噻嗪类药物可致组织受体兴奋而收缩气管。

以上药物可引起呼吸困难，故肺气肿患者应慎用或忌用。

◉ 贴敷疗法治疗肺气肿

（1）苏子、萝卜子各60g，白芥子30g，同炒热，熨背部，每日1次。

（2）水菖蒲根粉120g，干姜粉12g，樟脑90g，松香300g，制成膏药，涂于鸠尾穴至上脘穴、肝俞穴至胃俞穴；喘息重者加贴膻中及定喘穴，每晚在膏药外热敷30分钟，以促进药物渗入机体。一般贴3～5天，间隔2～3天换药1次，10次为一疗程。若贴治期间局部有烧灼感或痛痒感，可提前将膏药取下。在症状缓解之后的3年内，每年夏季再贴4～6次，以巩固疗效。

◉ 滋补膏方效如神

（1）参芪蛤蚧补浆（中成药）

组方：党参、黄芪各125g，蛤蚧1对。

制法：将诸药择净，研细，水煎3次，3次汁液合并，文火浓缩，加入蔗糖适量煮沸收膏即成。每次20mL，口服，每日2次。

功用：补肺益肾，益精助阳，益气定喘；适用于体弱气虚、精神倦怠、阴虚喘咳、虚痨消渴、阳痿等症。

（2）润肺膏（中成药）

组方：莱阳梨清膏、党参、黄芪、紫菀、百部、川贝母。

制法：将诸药择净，研细，水煎 3 次，3 次汁液合并，文火浓缩，加入莱阳梨清膏、蜂蜜煮沸收膏即成。每次 15g，口服或开水冲服，每日 2 次。

功用：润肺益气，止咳化痰；适用于肺虚气弱之胸闷不畅、久咳痰嗽、气喘自汗症者。

（3）桑白皮流浸膏

组方：桑白皮 1000g。

制法：将桑白皮择净，研细，水煎 2 次，2 次汁液合并，文火浓缩，收膏即成。每次 15g，口服或开水冲服，每日 2 次。

功用：祛痰镇咳；适用于肺热咳嗽。

（4）百合固金膏

组方：生地黄、熟地黄各 150g，麦冬、百合、白芍、茯苓、当归、太子参、天花粉各 120g，贝母、玄参、五味子各 60g，桔梗、炙甘草各 30g，白术 100g，陈皮、牡丹皮各 60g，赤芍、当归、地骨皮、山茱萸、鳖甲胶、龟甲胶、鹿角胶各 90g，冰糖 250g。

制法：将诸药择净，研细，水煎 3 次，3 次汁液合并，文火浓缩，加入鳖甲胶、龟甲胶、鹿角胶、冰糖煮沸收膏即成。每次 20mL，每日 3 次，温开水适量送服。

功用：养阴清肺；适用于肺气肿之咳嗽痰少、胸满烦躁、手足心热、动则气促、口干喜饮、舌红苔少、脉沉细等症的治疗。

（5）金匮肾气膏

组方：山药、白术各 150g，熟地黄、茯苓、桑螵蛸、补骨脂各 120g，肉桂、炙甘草各 45g，胡桃肉 100g，黄芪 250g，细辛 30g，党参 180g，赤芍、红花各 60g，山茱萸、附子、泽泻、白芍、瓜蒌皮、郁金、五味子、龟甲胶、鹿角胶各 90g，冰糖 250g。

制法：将诸药择净，研细，水煎 3 次，3 次汁液合并，文火浓缩，加入龟甲胶、鹿角胶、冰糖煮沸收膏即成。每次 20mL，每日 3 次，温开水适量送服。

功用：补脾益肾，温阳纳气；适用于肺气肿之胸闷气憋、呼多吸少、动则气喘、四肢不温、畏寒神怯、小便清长、舌淡胖、脉微细等症的治疗。

（6）益气生脉膏

组方：生晒参（另炖兑入）、珠儿参（另炖兑入）、麦冬、炒当归各120g，黄芪250g，炙甘草、五味子各45g，党参、白术、白芍、茯苓、生地黄、熟地黄各150g，怀山药250g，煅龙骨、煅牡蛎各30g，莲子肉100g，当归、陈皮、防风、半夏、佛手、石斛、天花粉、阿胶、鹿角胶各90g，冰糖250g。

制法：将诸药择净，研细，水煎3次，3次汁液合并，文火浓缩，加入晒参液、珠儿参液、阿胶、鹿角胶、冰糖煮沸收膏即成。每次20mL，每日3次，温开水适量送服。

功用：健脾益气，培土生金；适用于肺气肿之喘促短气、乏力、咳痰稀薄、自汗畏风、面色苍白、舌淡、脉细弱，或见面红、口干、盗汗、舌红苔少、脉细数，或兼食少便溏、食后腹胀不舒、肌肉瘦削、舌淡脉细等症的治疗。

（7）人参蛤蚧膏

组方：生晒参120g(另炖兑入)，蛤蚧3g(研粉)，黄芪250g，太子参、白术、白芍各150g，猪苓、菟丝子、补骨脂、炒黄精、茯苓各120g，丹参100g，淡附片、甘草、知母、阿胶各60g，鹅管石300g，杏仁、贝母、苏子、桑白皮、鹿角胶各90g，冰糖250g。

制法：将诸药择净，研细，水煎3次，3次汁液合并，文火浓缩，加入生晒参汁、蛤蚧、阿胶、鹿角胶、冰糖煮沸收膏即成。每次20mL，每日3次，温开水适量送服。

功用：补肺益肾，止咳平喘；适用于肺气肿之胸满气短、语声低怯、动则气喘、或面色晦暗、或面目水肿、舌淡苔白、脉沉而弱等症的治疗。

（8）萝卜膏

组方：白萝卜1000g，蜂蜜适量。

制法：将白萝卜洗净，搅汁，文火浓缩后兑入等量蜂蜜煮沸，候冷装瓶。每服 1～2 匙，每日 1～2 次，温开水冲服。

功用：清热生津、凉血止血、下气宽中、消食化痰；适用于食积胀满、咳喘泻痢、咽痛失音、偏头痛等症的治疗。

（9）紫菀膏

组方：紫菀 240g，款冬花 120g，光杏仁、枇杷叶、木通、炙桑白皮、制大黄各 60g，炼蜜 250g。

制法：将诸药择净，研细，水煎 2 次，2 次汁液合并，文火浓缩，加入蜂蜜适量煮沸收膏即成。每次 20mL，每日 3 次，温开水适量送服。

功用：清热宣肺，化痰止咳；适用于肺热咳喘、痰黄等症的治疗。

◎ 老中医治疗肺气肿经验方

（1）甜瓜子方

配方：甜瓜子仁 30g，白砂糖适量。

制法：将甜瓜子和白砂糖混匀后捣烂即可。

用法：用温开水冲服，每日 2 剂。

功效：润肺通肠，散结消瘀；适用于肺气肿的治疗。

（2）肺气肿急性发作方

配方：鱼腥草 30g，地骨皮 20g，桑白皮、丹参、苏子各 15g，黄芩、当归各 12g，紫菀、半夏、川贝母、桃仁、杏仁各 10g，甘草 5g。

制法：将上药用水煎煮，取药汁。

用法：每日 1 剂，分 2 次服，7 日为一个疗程。

功效：清热化痰，止咳平喘；适用于慢性支气管炎并发肺气肿急性发作。

备注：热甚者加败酱草 30g，连翘 20g；痰黄稠难咳出者加海蛤壳、海浮石各 12g；瘀重者加川芎、水蛭各 10g；喘甚者加地龙、蜜麻黄各 10g；久咳不止加诃子、五味子各 6g；气虚者加黄芪 20g，党参 15g；阴虚者加沙参 20g，麦冬 12g；无热者去鱼腥草、黄芩。

（3）降气开结方

配方：麦冬、核桃仁各 12g，红参、半夏、冬虫夏草各 9g，炒杏仁、炒苏子、桂枝各 6g，厚朴、五味子各 4.5g，炙甘草 3g，生姜 2 片，黄酒 750mL。

制法：上药加水和黄酒各 450mL，文火煎取 200mL，滤汁；药渣再加水和黄酒各 300mL，文火煎取 200mL，滤汁，将两次药汁兑在一起混匀即可。

用法：每日 1 剂，分早、晚 2 次，于饭前 2 小时温服。

功效：降气开结，滋养肺阴；适用于肺气肿，症见咳嗽、气喘、紫绀等。

（4）温阳利肺方

配方：党参 12g，枸杞子、黄芪、熟地黄、补骨脂、淫羊藿各 10g，制附片 2 ~ 3g（先煎），桂枝 3g。

制法：将上药用水煎煮，取药汁。

用法：每日 1 剂，分 2 次服。

功效：温阳益气和络；适用于慢性阻塞性肺气肿属心肾阳虚者。

（5）青萝卜生姜方

配方：青萝卜 500g，生姜 15g。

制法：将青萝卜洗净切丝，生姜切片，武火炒至六成熟，然后放入纱布包即可。

用法：热敷肚脐 15 分钟，每日 2 次，7 日为一个疗程。

功效：祛风散寒，止咳平喘；适用于肺气肿。

◎ 防治食疗方

（1）人参核桃煎（《济生方》）：人参 6g，核桃仁 6 ~ 12 枚，生姜 3 片。将人参、核桃仁、生姜同入砂锅内，加水适量，煎煮 1 小时即成，每日 1

次，饮汤后食用人参与核桃肉；具有温补肺肾、纳气平喘的功效；适于肺气肿、心肺功能不全之慢性咳喘见胸满喘逆、不能安卧甚至气不相续者。热痰喘证忌用。

（2）怀山药故纸胎盘汤（《中老年养生与保健》）：怀山药100g，补骨脂12g，胎盘1具，红枣3枚，生姜3片。将胎盘洗净，盐擦，入开水中烫煮片刻，再用冷水漂洗多次，切成块，入锅加白酒、姜汁炒透，再移至瓦锅内，加水及诸药，隔水炖熟服食；具有健脾补肾、纳气平喘的功效；主治慢性支气管炎、肺气肿见咳喘不已、胸闷短气、体倦乏力者。咳痰黄稠伴发热者慎用。

（3）萝卜杏仁牛肺汤（《养生食疗菜谱》）：萝卜500g，苦杏仁15g，牛肺250g。萝卜洗净切块，杏仁去皮尖，牛肺洗净后开水烫过，置砂锅中，加水适量，三物同煮，熟后吃肉饮汤，每周2～3次；具有补肺清肺、降气除痰的功效；主治慢性支气管炎、肺气肿见咳嗽痰多、咽喉不适者。此方尤宜冬春季节选用。

（4）甜杏仁60g或苦杏仁10g（去皮尖），粳米100g，加水煮成粥，每日分2～3次服下，连服20天；适用于痰浊阻肺者。

（5）冬虫夏草15g，老鸭1只（约重1000g），先将虫草置鸭腹内，加水适量，隔水炖熟，调味服食，每周1～2次，连服4周；适用于肺虚证。

（6）核桃仁30g，萝卜子6g（研末），先将冰糖适量熬化，再加入药末拌匀，制成糖块，每日时时含化、嚼食；适用于久咳气逆、上盛下虚者。

（7）五味子250g，加水煎半小时，冷却，放入鸡蛋10个，浸泡10天后，每晨取1个，糖水或热黄酒冲服；适用于肺气耗散者。

◎如何进行肺气肿家庭氧疗

阻塞性肺气肿伴有明显缺氧患者家中应备有压缩氧气或氧气袋，也可到附近医院租用氧气瓶，定期进行吸氧治疗；气急明显时可延长吸氧时间；在运动或活动时也可先吸氧后锻炼，提高运动耐力。

家庭用氧需注意安全，氧气瓶附近禁止火种，氧气瓶不要放在厨房，不要在氧气瓶周围吸烟，不要震动，防止氧气瓶爆炸。用氧最好是小剂量、低流量，即氧气表指针指示 1.5 ~ 2L/min 即可间断吸用。氧气用到压力表显示剩 5L 时应停止使用。

◎ 行走运动对慢性呼吸道疾病的康复作用

慢性呼吸道疾病康复的首要任务是改善呼吸功能。行走运动可以重建生理性腹式呼吸，改善呼吸功能。

行走运动可增强清除呼吸道内分泌物的能力，有助于增强免疫功能、减少呼吸道感染的概率、强化心肺功能、增强体力，对慢性支气管炎具有综合性康复作用。行走运动可以促进肺的吐故纳新，增强呼吸功能，改善由于慢性支气管炎等病而减弱的功能，产生足够的代偿能力，因而对老年肺气肿患者有良好的辅助治疗作用。

第五节　慢性肺源性心脏病

◎ 教您了解肺源性心脏病

慢性肺源性心脏病简称肺心病，是呼吸系统的常见病，多数继发于慢性支气管疾病等肺部疾病，尤其是慢性阻塞性肺疾病过程中。肺心病是指由支气管、肺组织、胸廓或肺血管病变致肺血管阻力增加，产生肺动脉高压，继而导致右心室结构或功能改变的疾病。慢性肺心病的患病率存在地区差异，北方患病率高于南方，农村患病率高于城市，吸烟者比不吸烟者患病率明显增加，男女无明显差异。本病冬春季节和气候骤然变化时易出现急性发作。

◎ 肺心病的分期

根据起病缓急和病程长短，可分为急性和慢性肺心病两类。按其功能可分为代偿期与失代偿期。代偿期主要表现为咳嗽、咳痰、气促，活动后可见心悸、呼吸困难、乏力和劳动耐力下降等，并伴有不同程度的发绀及原发肺脏疾病体征；失代偿期则以呼吸衰竭和右心衰竭为主。

一、未病期

◉ 肺心病的预防

（1）积极预防和治疗各种肺、胸疾患（如慢性支气管炎、肺气肿、支气管哮喘、支气管扩张、重症肺结核、矽肺等），尤其重点防治感冒，特别是流感，以防肺部感染，减少肺心病发病机会。

（2）改善环境，消除烟尘，提倡禁烟，尤其要避免被动吸烟。

（3）加强锻炼，适当散步、登高爬山、骑自行车、慢跑，以及做广播体操、太极拳等运动增强体质和抗病能力。出汗时不可骤然脱衣，也不要长时间坐于阴凉地。

（4）肥胖亦可促发肺心病，应注意控制体重。

（5）做腹式呼吸，采用仰卧位做有规律的吸气和呼气，每日可做 3 ~ 4 次，每次 15 ~ 20 分钟，可以纠正吸气量不足及呼气过短过速等。

（6）对于意识不清的人，一般建议插胃管鼻饲流质饮食，并选择容易消化的食物食用。

（7）慢性肺源性心脏病患者饮食应注意每顿饭不宜吃得过饱，六七分饱最适宜。建议多吃高热量、高蛋白食物，以提高机体免疫功能。保证优质蛋白质食物。每日应有足够的蛋白质摄入。各种鱼、禽、瘦肉、蛋、奶及豆类食品，应尽可能保证，做到每餐荤素搭配，粮、豆、菜混食。新鲜蔬菜及水果不可少，特别是绿色叶菜，含丰富的维生素及无机盐，对提高细胞免疫力有重要作用。鼓励患者多饮水，有助于排痰。患严重肺心病或急性感染使病情加重时，可予清淡、易消化、低脂、低盐饮食，伴浮肿时应限制水的摄入。多选择中性食物，少选偏寒凉的食物，或在偏寒凉的食物中加些生姜、胡椒等热性物，及在蔬菜中加些羊肉、牛肉、狗肉等温性食品。某些食物易引起过敏，如虾、蟹等，应适当加以限制。

（8）遵循冬病夏治的原则，以达扶正固本之目的，有助于预防慢性支气管炎的发展与恶化。

◎ 防治食疗方

（1）生姜萝卜汁治疗肺心病：将生姜 10g，白萝卜 250g，红糖 30g 放入适量水中煎服，或将 10g 生姜捣碎，加适量蜂蜜，饭后用开水冲服。

（2）醋蛋治疗肺心病：将 1 只红壳鸡蛋浸入有 160mL 米醋的瓶内，密封瓶口，放置 7 天，待蛋壳发软后，除去蛋皮，再将蛋白、蛋黄和醋搅成糊状，分 5 天服食，每天 1 次，加 2 倍冷开水，空腹服用。

（3）糯米、甘草治疗肺心病：取 15g 糯米，甘草、杏仁各 10g，加水煎煮，滤汁去渣后溶入 15g 牛皮胶，当天分 2 次饮服。

（4）百合、冰糖治疗肺心病：取适量百合、雪梨、冰糖，加水煮熟，临睡前食用。

（5）莲子、豆腐治疗肺心病：取 30g 莲子、150g 豆腐，加适量水煎 20 分钟，当天全部服食，连续服用。

（6）牛肺、糯米治疗肺心病：牛肺 200g 切块，糯米适量，文火焖熟，起锅时加入生姜汁 10～15mL，拌匀调味服用；以脏养脏，适用于肺虚咳嗽者。

（7）白芥子、萝卜治疗肺心病：炒萝卜 9g，橘皮 6g，甘草 6g，水煎服；适用于肺心病急性发作者。

（8）冬虫夏草、鲜胎盘治疗肺心病：鲜胎盘 1 个，放入盅内，加水适量，隔水炖熟服之；具有温补脾肾之功效；适用于喘咳遇冷加重、四肢不温者。

（9）百部茶：百部 100g，蜂蜜 500g，清水 5000g，先用清水煎百部至 1000mL，滤去渣，再加蜂蜜慢火熬膏，饭后冲服，每次 1～2 汤匙，每天 3 次；对治疗慢性支气管炎久咳不愈甚验。

（10）杏仁芝麻羹：炒杏仁、炒芝麻各等量捣烂，每次 6g，每日 2 次，开水冲调服用；可以止咳润肺通便；对老年人较为适用。

（11）蜜枣甘草汤：蜜枣 8 枚，生甘草 6g，将蜜枣、生甘草加清水 2 碗，煎至 1 碗，去渣即成，饮服，每日 2 次。功效补中益气、润肺止咳；适用于慢性支气管炎咳嗽、咽干痛，以及肺结核咳嗽等。

（12）燕窝粥：燕窝 10g，粳米 100g，冰糖 50g。将燕窝放温水中浸软，去污物，放开水碗中再发，入粳米，加 3 碗水，旺火烧开，改文火慢熬约 1 小时左右，入冰糖熔化后即可服食；可治肺虚久咳患者。

（13）苹果银耳羹：银耳 10g 水发，去蒂，洗净撕碎，放于砂锅中，加水 400mL，烧开后，用小火炖至酥烂，再将苹果 200g 去皮核，切薄片，和白糖、糖桂花一起放入锅中煮熟，分 1 ~ 2 次食苹果，喝汤；适用于肺源性心脏病之咳嗽、低热、咯血。

（14）醋炖杏仁猪肚：猪肚 1 具（重约 750g 为宜）洗净，苦杏仁 500g 去皮，纳入猪肚内，放于砂锅中，加入醋、姜片和精盐，小火炖至熟透，取出猪肚切成小块，分 2 ~ 3 次趁热食；苦杏仁则焙干研磨成细末，每日服 2 ~ 3 次，每次 6 ~ 10g，用温开水送服；适用于老年肺心病之胸闷、气短、喘咳。

（15）猪肺炖萝卜：猪肺 1 具，去除血丝气泡，洗净切成小块，白萝卜 250g 洗净切块，杏仁 20g 洗净去皮，同放于砂锅中，注入清水 600mL，加入姜丝，烧开后，撇去浮沫，小火炖至酥烂，下精盐，淋麻油，调匀，分 2 ~ 3 次趁热服；适用于肺虚久咳之慢性肺心病。

◉ 肺心病的保健按摩

肺心病患者日常可进行以下 4 个穴位的按摩，有助缓解疾病症状。

（1）点按天突穴

天突穴：颈部前正中线上，胸骨上窝凹陷的中央（图 3-2）。

按摩方法：用左手食指指尖点于天突穴，沿胸骨柄的后缘向下点按 1

分钟，力度以不影响呼吸为佳。

功效：经常按摩天突穴可起到宣通肺气、通经活络、降气化痰的作用。

（2）按揉涌泉穴

涌泉穴：位于足前部凹陷处第2、第3趾趾缝纹头端与足跟连线的前1/3处，是肾经的首穴（图3-3）。

功效：常按揉涌泉穴可补肾气，从而提高机体免疫力。

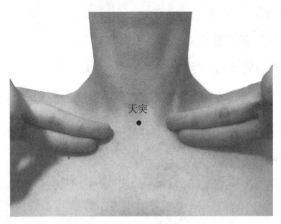

图 3-2　天突穴定位图

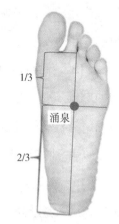

图 3-3　涌泉穴定位图

（3）按揉膻中穴

膻中穴：在胸部正中线上，两乳头连线与胸骨中线的交点（图3-4）。

按摩方法：以左手大鱼际或掌根贴于穴位，逆时针方向按摩2分钟，以胀麻感向胸部放散为最佳。

功效：膻中主一身之气，刺激膻中，可以理气止痛，经常按摩可以改善呼吸困难、咳嗽、胸部疼痛等症状。

（4）按压大椎穴

位置：位于颈部下端，第7颈椎棘突下凹陷处。若突起骨不明显，可活动颈部，不动的骨节为第1胸椎，约与肩平齐（图3-5）。

按摩方法：深呼吸，用食指缓缓用力按压大椎穴，缓缓吐气，持续数秒，再慢慢放手，如此反复操作10～15次。

功效：常按此穴可祛风解热，治疗肺心病有一定功效。

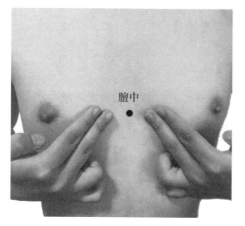

图 3-4　膻中穴定位图

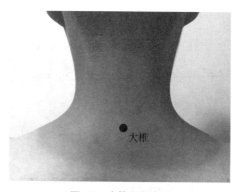

图 3-5　大椎穴定位图

（5）按揉列缺穴

位置：在前臂，腕掌侧远端横纹上 1.5 寸。双手虎口自然平直交叉，一手食指按在另一手桡骨茎突上，指尖下凹陷中（图 3-6）。

按摩方法：经常按揉列缺穴可起到宣肺理气、祛风散邪的作用。

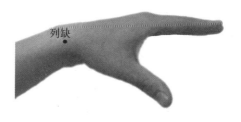

图 3-6　列缺穴定位图

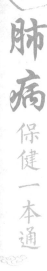

◎ 肺心病呼吸锻炼法

主要通过腹式呼吸，增强膈肌、腹肌和下胸部肌肉的活动，增加呼吸幅度，增大通气量，以利于肺泡残气的排出，从而改善通气功能，增加气体交换。开始时可取卧位，益于肌肉放松，便于患者适应，以后逐步以坐位和立位做益气呼吸体操。

（1）长呼气：站位，身体正直，肌肉放松，用鼻吸气，用口呼气，先练呼气，呼之深长，最后用力将气呼之极尽，然后自然吸气。要求吸气有入小腹感，呼与吸时间之比为 2∶1 或 3∶1，以不头晕为度。为增加通气量，宜取慢而深的呼吸，一般以每分钟 16 次左右为宜。

（2）腹式呼吸：立位，一手置于胸前，一手放腹部。作腹式呼吸，吸气时尽力挺腹，胸部不动，呼气时腹肌缓慢主动收缩，以增加腹内压力使膈肌上提，按节律进行呼吸。

（3）动力呼吸：立位，两臂向身旁放下，身体稍向前倾呼气，两臂逐渐上举吸气。

（4）抱胸呼吸：立位，两臂在胸前交叉压缩胸部，身体向前倾，呼气，两臂逐渐上举，扩张胸部，吸气。

（5）压腹呼吸：立位，双手叉腰，大拇指朝后，其余四指压住上腹部，身体向前倾，呼气，两臂逐渐上举，吸气。

（6）抱膝呼吸：立位，一腿向腹部弯曲，以双手围抱曲腿，以膝压腹时呼气，还原时吸气。

（7）屈腰呼吸：立位，两臂腹前交叉，向前屈弯腰时呼气，上身还原，两臂向双侧分开时吸气。

以上每节练 10～20 次，每节中间可穿插自然呼吸 30 秒，全部结束后原地踏步数分钟，前后摆动双手、踢腿、放松四肢关节。

二、既病期

◉ 怀疑得了肺心病需要做哪些检查

（1）X线检查：①右下肺动脉干扩张，其横径≥15mm或右下肺动脉横径与气管横径比值≥1.07，或动态观察右下肺动脉干增宽＞2mm；②肺动脉段明显突出或其高度径≥3mm；③中心肺动脉扩张和外周分支纤细，形成"残根"征；④圆锥部显著凸出或其高度≥7mm；⑤右心室增大。具有上述任一条即可诊断。

（2）心电图检查：①额面平均电轴≥+90°；②$V_1R/S≥1$；③重度顺钟向转位（$V_5R/S≤1$）；④$RV_1+SV_5≥1.05mv$；⑤aVR/S或R/Q≥1；⑥$V_1～V_3$呈QS、Qr或qr（酷似心肌梗死，应注意鉴别）；⑦肺型P波。具有其中一条即可诊断。

（3）超声心动图检查：①右心室流出道内径≥30mm；②右心室内径≥20mm；③右心室前壁厚度≥5mm或前壁搏动幅度增强；④左右心室内径比值＜2；⑤右肺动脉内径≥18mm或肺动脉干≥20mm；⑥右心室流出道/左心房内径＞1.4；⑦肺动脉瓣曲线出现肺动脉高压征象。

（4）血气分析：慢性肺心病肺功能失代偿期可出现低氧血症甚至呼吸衰竭或合并高碳酸血症。

（5）血液化验：红细胞及血红蛋白可升高。

（6）其他：慢性肺心病合并感染时，痰病原学检查可以指导抗生素的选用。早期或缓解期慢性肺心病可行肺功能检查。

◉ 临床诊断依据

根据患者有慢性阻塞性肺疾病或慢性支气管炎、肺气肿病史，或其他胸肺疾病病史，并出现肺动脉压增高、右心室增大或右心功能不全的征象，如颈静脉怒张、$P_2＞A_2$、剑突下心脏搏动增强、肝大且压痛、肝颈静脉反流征阳性、下肢水肿等，心电图、X线胸片、超声心动图有肺动脉增宽和右心增大、肥厚的征象，可以做出诊断。

◉ 肺心病，西医怎么治

1. 急性加重期

（1）控制感染：参考痰菌培养及药敏试验选择抗生素。在还没有培养结果前，根据感染的环境及痰涂片革兰染色选用抗生素。社区获得性感染以革兰阳性菌占多数，医院感染则以革兰阴性菌为主，或选用二者兼顾的抗生素。常用的有青霉素类、氨基糖苷类、喹诺酮类及头孢菌素类抗感染药物，且必须注意可能继发真菌感染。

（2）氧疗：通畅呼吸道，纠正缺氧和二氧化碳潴留，可用鼻导管吸氧或面罩给氧。

（3）控制心力衰竭：慢性肺心病心力衰竭的治疗与其他心脏病心力衰竭的治疗有不同之处。慢性肺心病患者一般在积极控制感染、改善呼吸功能后心力衰竭可得到改善，患者尿量增多，水肿消退，不需加用利尿药。而对治疗无效的重症患者，可适当选用利尿药、正性肌力药或扩血管药物。

（4）控制心律失常：一般慢性肺心病的感染、缺氧经过治疗后，心律失常可自行消失，如果持续存在可根据心律失常的类型选用药物。

（5）抗凝治疗：应用普通肝素或低分子肝素防止肺微小动脉原位血栓形成。

（6）加强护理工作：因病情复杂多变，必须严密观察病情变化，宜加强心肺功能的监护。翻身、拍背排出呼吸道分泌物是改善通气功能的一项有效措施。

2. 缓解期

原则上采用中西医结合综合治疗措施，目的是增强患者的免疫力，去除诱发因素，减少或避免急性发作，希望使肺、心功能得到部分或全部恢复，如长期家庭氧疗、调整免疫功能等。慢性肺心病患者多数有营养不良，营养疗法有利于增强呼吸肌力、改善缺氧状态。

◉ 中医辨证论治

肺心病属于中医学肺胀、心悸、水肿等范畴，多因久病肺虚、痰浊潴留而致肺不敛降、气还肺间、肺气胀满，每因复感外邪诱使病情发作或加剧。病变首先在肺，继而影响脾、肾，后期病及心，属于本虚标实之证。早期表现为肺、脾、肾三脏气虚，后期则心肾阳虚；外邪侵袭，热毒、痰浊、瘀血、水停为标。急性发作期以邪实为主，虚实错杂。缓解期以脏腑虚损为主。

1. 急性期

（1）痰浊壅肺

证候：咳嗽痰多，色白黏腻或呈泡沫样，短气喘息，稍劳即著，脘痞纳少，倦怠乏力。舌质偏淡，苔薄腻或浊腻，脉滑。

治法：健脾益肺，化痰降气。

方药：苏子降气汤加减。

（2）痰热郁肺

证候：喘息气粗，烦躁，胸满，咳嗽，痰黄或白，黏稠难咳，或身热微恶寒，有汗不多，溲黄便干，口渴。舌红苔黄或黄腻，脉数或滑数。

治法：清肺化痰，降逆平喘。

方药：越婢加半夏汤加减。

（3）痰蒙神窍

证候：神志恍惚，谵语，烦躁不安，撮空理线，表情淡漠，嗜睡，昏迷，或抽搐，咳逆，喘促，咳痰不爽。舌质暗红或淡紫，苔白腻或淡黄腻，脉细滑数。

治法：涤痰开窍，息风止痉。

方药：涤痰汤加减，另服安宫牛黄丸或至宝丹。

（4）阳虚水泛

证候：面浮，下肢肿，甚则一身悉肿，腹部胀满有水，心悸，咳喘，咳痰清稀，脘痞，纳差，尿少，怕冷，面唇青紫。舌胖质暗苔白滑，脉沉细。

治法：温肾健脾，化饮利水。

方药：真武汤合五苓散加减。

2. 缓解期

（1）肺肾气虚

证候：呼吸浅短难续，声低气怯，甚则张口抬肩，倚息不能平卧，咳嗽，痰白清稀如沫，胸闷，心慌形寒，汗出。舌淡或暗紫，脉沉细微无力，或有结代。

治法：补肺纳肾，降气平喘。

方药：补肺汤加减。

（2）气虚血瘀

证候：喘咳无力，气短难续，痰吐不爽，心悸，胸闷，口干，面色晦暗，唇甲发绀，神疲乏力。舌淡暗，脉细涩无力。

治法：益气活血，止咳化痰。

方药：生脉散合血府逐瘀汤加减。

◎ 神奇的民间小验方

【方法 1】

方药：制附子、桂枝各 7.5g，白术、茯苓各 25g，生黄芪、五加皮各 25g，细辛 5g，五味子、甘草各 10g，生姜、白芍各 15g。

功用：温阳益气，化湿利水。

主治：阴盛于阳，水湿内停，上凌心肺，引起心悸怔忡、尿少浮肿、喘不得卧、口唇发青之水气病（肺心病、风心病）。

【方法 2】

方药：麻黄 3～6g，杏仁 10～12g，川贝母 10～12g，生石膏 15～30g，瓜蒌 15～20g，桑白皮 10～12g，地骨皮 10～12g，紫菀 10～15g，苏子 10～12g，党参 15～20g，白术 10～12g，陈皮

10 ～ 12g，当归 10 ～ 12g，半夏 10 ～ 12g，补骨脂 10 ～ 12g，茯苓 10 ～ 15g，女贞子 12 ～ 15g，枸杞子 12 ～ 15g。

功用：宣肺化痰，降逆平喘，健脾补肾。

主治：咳嗽兼脾肾阳虚之肺心病，症见喘息咳嗽、气短、活动后气短加重、腹胀、纳差、腰酸腿软，或有轻度浮肿。

【方法 3】

方药：制附子、桂枝各 7.5g，白术、茯苓、五加皮、生黄芪各 25g，细辛 5g，五味子、甘草各 10g，生姜、白芍各 15g。

功用：温阳益气，化湿利水。

主治：阴盛于阳，水湿内停，上凌心肺所致心悸怔忡、尿少浮肿、喘不得卧、口唇发青之水气病（肺心病、风心病）。

【方法 4】

方药：人参 3 ～ 9g(另煎兑服)，熟附子 6g，熟地黄 15g，胡桃肉（连衣）3 个，山萸肉 12g，生山药 30g，五味子 9g，紫石英（先煎）、磁石（先煎）各 15g，冬虫夏草 9g，沉香 1.5 ～ 3g（冲服），胎盘粉 9g（分 2 次用药汁送服）。

功用：温肾培元，纳气平喘。

主治：肾不纳气（肺源性心脏病）。

【方法 5】

方药：黄芪 80g，甘草 30g，淫羊藿 60g，水蛭 50g，大黄 50g，葶苈 50g。制成散剂或胶丸，温开水送服，每次 5g。

功用：益气温阳，泻下利水活血。

主治：肺源性心脏病出现心悸、水肿、喘逆、紫绀、小便不利者。

【方法 6】

方药：黄芪 3g，茯苓 3g，鸡血藤 3g，红枣 3g。用焦蜜、白糖适量配成颗粒剂，以上为 1 次量，每日 3 次，开水冲服。

功用：补血固表，健脾补中。

主治：肺心病气血虚者建议长期服用。

【方法 7】

方药：葶苈子 5g，熟地黄 10g，当归 10g，万年青根 15g。每日 1 剂，开水泡服代茶频饮。

功用：强心利水，补肺益肾。

主治：肺心病缓解期服用。

【方法 8】

方药：黄芪、沙参、麦冬、生地黄、玄参、玉竹、当归、丹参、知母各等份，炼蜜为丸，每丸 10g。每日 3 次，每次 1 丸。

功用：益气养阴。

主治：肺心病缓解期阴阳俱虚者。

◎ 家庭必备小药箱

（1）济生肾气丸

功效：温肾化气，利水消肿。

主治：肺肾气虚证。

用法：每次 1 丸，每日 3 次。

（2）固肾定喘丸

功效：温肾纳气，健脾利水。

主治：阳虚水停，凌心射肺之证。

用法：每次 1.5～2g，每日 2～3 次。

◎ 中医其他特色疗法

1. 针灸治疗

取穴肺俞、肾俞、足三里、脾俞、气海、内关、神门等穴，中强刺激，年老体弱者用弱刺激或灸膏肓俞；每日 1 次，10～15 次为一疗程。

2. 穴位注射

取定喘、肺俞穴，每穴注射川芎嗪注射液或胎盘组织液 0.5 ~ 1mL；每日 1 次，10 次为一疗程，适用于肺心病虚喘者。

◉ 如何进行慢性肺源性心脏病家庭氧疗

慢性肺源性心脏病的患者，出现呼吸困难、发绀、水肿或意识恍惚等低氧血症征象，或血气分析氧分压低于 60mmHg 者，合理使用氧疗，可以改善肺功能，减轻呼吸困难，增强活动耐力，提高生活质量，或可缩短其住院时间，减少其住院次数，缓解对医院的心理依赖，有利于减轻患者经济负担，因此家庭氧疗易获得患者及其家属的接受。

目前，家庭氧疗的氧源通常以压缩氧气瓶为主，采用鼻塞给氧法。对于伴明确肺功能异常、氧分压持续低于 60mmHg 的患者，每日应给予 15 小时以上的氧疗；对部分患者平时无或仅有轻度低氧血症，在活动、紧张或劳累时，短时间给氧可减轻气促的不适感。应注意控制好流量再使用，氧气流量一般为 1 ~ 2L/min。因为高流量吸氧可加重慢性阻塞性肺疾病患者的二氧化碳蓄积，引发肺性脑病。

第六节 支气管哮喘

◉ 教您了解支气管哮喘

支气管哮喘是多种细胞和细胞组分参与的气道慢性炎性性疾病。这种慢性炎症使易感者对各种激发因子具有气道高反应性，并可引起气道狭窄，表现为反复发作性的喘息、呼吸困难、胸闷或咳嗽等症状，常在夜间和清晨发作、加剧，多数患者可自行缓解或经治疗后缓解。支气管哮喘是一种顽固的、久治难愈的疾病，它的转归和预后因人而异，与防治方案密切相关。儿童哮喘通过积极而规范的治疗，临床控制率可达 95%。轻症哮喘容易恢复，若缓解期注意调护，坚持用中药扶正固本，增强抵抗力，可以减少、减轻症状发作；病情重、反复发作、气道反应性增高，或伴有其他过敏性疾病者则不易控制；长期反复发作而并发 COPD、肺源性心脏病者，预后多不良。

◎ 谨慎诱发哮喘的因素

1. 许多因素可诱发支气管哮喘

接触各种过敏原，如食物中的蛋类、肉类、蔬菜、水果、酒、巧克力、牛奶、鱼虾等，吸入或接触花粉、灰尘、螨虫、真菌芽孢、各种曲霉菌、动物的皮屑、毛发、鸟类羽毛，有些化学物质如二氧化硫、惰性气体、工业烟尘、烹饪的油烟、农药等，这些外来物质均可能引起哮喘发作；各种感染，特别是呼吸系统感染，如上呼吸道感染、鼻炎、鼻窦炎、扁桃体炎、病毒感染等，都可成为内在致敏原而引起支气管哮喘。

2. 药物也可引起哮喘发作

解热镇痛药如阿司匹林、消炎痛栓、安乃近、氨基比林，心血管药物如心得安、心得平，抗生素中的青霉素类、磺胺制剂等，以及碘造影剂、降血糖药等，均可能诱发哮喘。

3. 剧烈持久的运动可诱发哮喘

这种发作一般在运动停止后 10 ~ 15 分钟内出现；部分患者可因精神紧张、情绪刺激而诱发哮喘；季节气候变化，特别是春秋季，吸入冷空气后容易发作；饲养宠物者易吸入北禽螨等微生物的碎片及其排泄物，也可引发哮喘。

◎ 哮喘患者需要了解哪些知识

（1）了解哮喘的本质和发病机制。

（2）熟悉哮喘发作先兆表现及相应处理办法。

（3）初步了解常用治疗哮喘药物的作用特点、正确用法，并了解各种药物的不良反应及如何避免和减轻不良反应。

（4）正确使用各种定量雾化吸入装置。

（5）了解峰流速仪的测定和记录方法，并鼓励记哮喘日记。

（6）认识哮喘加重恶化的征象，掌握应急措施。

（7）病情加重或发生变化时应及时就医。

（8）了解心理因素在哮喘发作和治疗中的作用，掌握必要的心理测试技术。

（9）树立信心，相信通过长期、规范的治疗可以有效地控制哮喘。

一、未病期

◉ 哮喘的预防

（1）患有哮喘的人应该按时服药，防止哮喘发作。

（2）要防范刺激物如烟雾、受污染的空气或者冷空气刺激。

（3）对宠物毛发过敏者不宜饲养宠物，以防动物毛发被吸入成为引发哮喘的变应原。

（4）吸烟会加剧哮喘，因此哮喘患者不宜吸烟。

（5）适当锻炼，如游泳、练习瑜伽等，提高肺活量，使呼吸顺畅。

（6）生活规律，劳逸结合，心情愉快，情绪乐观，尽量减少激动和愤怒，否则有可能引起哮喘发作。

（7）户外活动时应尽量选择花粉不多的季节，春夏两季勿到花丛中游玩。哮喘患者在户外活动时最好佩戴口罩，防止哮喘发作。

（8）长期接触刺激性气体会导致哮喘的发作，所以应远离挥发毒性和刺激性气体的物质，如二氧化硫、油漆等。

（9）不宜嗜食辛辣、刺激食物，长期食用这些食物会导致咽部黏膜受损，容易发生感染。

◉ 哮喘的保健按摩

无论中医、西医，哮喘的治疗均以预防发作为主、控制发作为辅。西医治疗缓解期的哮喘主要以体育锻炼增强体质、配合服用抗过敏药物及避免与过敏物质接触为主。中医学认为，过敏性哮喘之哮病应以补益肺、脾、肾为治疗大法，在这个基础上辅以化痰、宣肺、平喘之法治疗。

临床上，中医学手法按摩对哮喘的防治具有一定的效果。为了方便哮喘患者在日常生活中自我保健治疗，中医专家将专业的按摩手法进行了改进，设计了一套自我按摩防治哮喘的手法。

1. 治疗哮喘常用穴位及按摩手法

（1）大椎穴：用大鱼际在背部督脉的大椎穴上反复摩擦约3分钟，至皮肤稍红，有发热感。

（2）肺俞穴：双手拇指同时按揉肺俞穴约2分钟，至有酸胀感。

（3）定喘穴：双手拇指同时按揉定喘穴约2分钟（图3-7）。

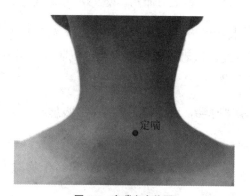

图3-7　定喘穴定位图

（4）风池：双手拇指同时按揉风池穴约3分钟（图3-8）。

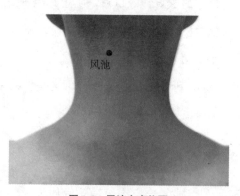

图3-8　风池穴定位图

（5）曲泽：拇指或中指点按曲泽穴约2分钟（图3-9）。

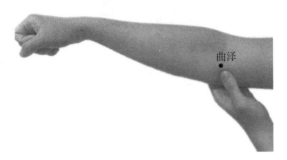

图3-9　曲泽穴定位图

（6）内关：中指按压内关穴2分钟（图3-10）。

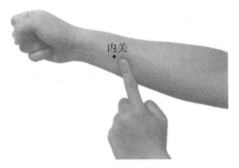

图3-10　内关穴定位图

（7）列缺：拇指按揉列缺穴5分钟（图3-6）。

（8）太渊：拇指按揉太渊穴2分钟（图3-11）。

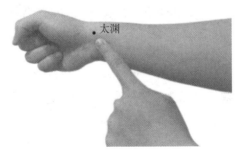

图3-11　太渊穴定位图

（9）合谷：拇指按揉合谷穴3分钟（图3-12）。

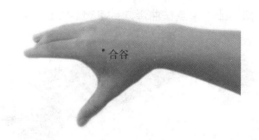

图 3-12　合谷穴定位图

2. 自我按摩法

（1）重点按揉穴位

位置：①天突穴：位于颈部，前正中线上胸骨上窝中央（图3-2）。②内关穴：位于前臂掌侧，曲泽与大陵的连线上，腕横纹上2寸，掌长肌肌腱与桡侧腕屈肌肌腱之间（图3-10）。③列缺穴：位于前臂桡侧缘，桡骨茎突上方，腕横纹上1.5寸，肱桡肌与拇长展肌肌腱之间（图3-6）。④曲池穴：位于肘横纹外侧端，屈肘，尺泽与肱骨外上髁连线中点。

作用：此四穴是推拿治疗哮喘急性发作期的关键穴位，使用按揉法，再辅助药物，可以有效缓解哮喘发作时出现的喘憋。在哮喘缓解期，此四穴同样可以用来强身健体，预防哮喘发作。

（2）直擦背部督脉经及膀胱经放射区域，横擦肾俞、命门穴

位置：肾俞穴位于腰部，第2腰椎棘突下，旁开1.5寸（图3-1）。命门穴位于腰部后正中线上，第2腰椎棘突下凹陷处。背部督脉经及膀胱经放射区域主要是从肩到肾俞穴，脊柱向两侧延伸到肩胛骨内侧缘的长方形区域。

作用：肾俞、命门此二穴具有较强的补肾作用，此二穴要经常使用擦法，也可使用按揉法。背部督脉经及膀胱经放射区域按摩时可嘱患者俯卧，暴露背部，操作者以手掌从上向下或从下向上直线擦动，注意要擦至局部发热发红，但不要擦破皮肤。

（3）按揉脾俞穴、肺俞穴、定喘穴

位置：脾俞穴位于背部，第11胸椎棘突下，旁开1.5寸。肺俞穴位于

背部，第 3 胸椎棘突下，旁开 1.5 寸。定喘穴位于背部，第 7 颈椎棘突下凹陷，旁开 0.5 寸（图 3-1）。

作用：此三穴为背部膀胱经治疗哮喘缓解期的重点应用穴。中医学认为，哮喘根源于痰，化痰是治疗哮喘的核心。痰的生成与肺、脾关系密切，按揉脾俞穴和肺俞穴是补益脾肺的首选，配合定喘穴，效果非常好。

（4）按揉风池穴，拿捏颈项部

位置：风池穴位于项部，枕骨之下，与风府相平，于胸锁乳突肌与斜方肌上端之间的凹陷处（图 3-8）。

作用：按揉风池穴，拿捏颈项部具有预防外感风寒的作用。坚持每天做 5 ～ 6 次，每次 1 分钟，可有效提高免疫力，防止哮喘加重。

温馨提示：应用此二手法时，要闭目并放松。

（5）按揉膻中穴、关元穴、丰隆穴

位置：膻中穴位于胸部，前正中线上，平第 4 肋间，两乳头连线的中点（图 3-4）。关元穴位于下腹部，前正中线上，脐中下 3 寸。丰隆穴位于小腿前外侧，外踝尖上 8 寸，条口外，距胫骨前缘二横指（中指）处（图 2-9）。

作用：经常按揉膻中穴可使呼吸顺畅。按揉关元穴可培元固本。关元穴也可以掌进行掌揉。丰隆穴是人体治痰的最有效穴位，按揉丰隆穴可有效地起到化痰之功。

（6）掌擦胸胁，拿捏胸部穴位

位置：中府穴位于胸外侧部，云门下 1 寸，平第 1 肋间隙处，距前正中线 6 寸（图 2-14）。云门穴位于胸外侧部，肩胛骨喙突上方，锁骨下窝凹陷处，距前正中线 6 寸。

作用：用手掌推擦胸肩部及两胁 20 ～ 30 次，以有微热感为宜。之后，拿捏胸肩部的中府穴、云门穴，此二穴为治喘良穴。

温馨提示：哮喘急性发作不能缓解时，须送医院救治。

◎ **防治食疗方**

（1）核桃治哮喘：核桃仁 250g，黑芝麻 100g，上锅微炒，勿炒糊，然后将其捣碎，再取蜂蜜 1 饭勺，水 2 饭勺，在炉火上煮沸，趁热倒入捣碎的核桃仁和黑芝麻，用筷子搅拌均匀，放在笼屉上蒸 20 分钟即可食用。

（2）老母鸭治哮喘：老母鸭 1 只，处理好洗净，放入砂锅，倒入醋，然后文火煮烂；每天食用 2 ~ 3 次，宜冬季食用，复发时也可。

（3）鸭梨、鲜贝母治咳嗽、哮喘：将 1 个鸭梨洗净，挖去中间核后放入鲜贝母 2g，干贝母 1g 和少许冰糖，然后加上多半碗水，水里再放点冰糖，上锅蒸半小时左右即成，每天早晚 2 次，1 天吃完，7 天一个疗程，连续 5 个疗程即痊愈。

（4）生藕汁治哮喘：选用优质鲜嫩的生藕，捣烂取汁，将汁装入瓶内放冰箱保存，每天早晚各饮服 50g。

（5）萝卜粥治哮喘：将白萝卜 200g 捣成汁，准备生石膏 30g，粳米 50g，冰糖适量，先将石膏放水中煮，30 分钟后去渣取汁，再加入粳米熬粥，等粥熬好后加冰糖，最后兑入萝卜汁食用，连服 10 ~ 15 日。

（6）生姜葱白粥治哮喘：生姜 5 片，葱白 5 段，糯米 50g，煮粥食用，食后盖被子发汗。

（7）核桃白果生姜汤治哮喘：核桃肉、白果仁各 10g（炒后去壳），生姜 3 片，加水煮汤饮用，每日 1 剂，连服 10 ~ 15 天。

（8）黄芪乳鸽粥治哮喘：黄芪、怀山药、茯苓各 30g，雄乳鸽 1 只，粳米 100g，食糖或细盐适量，将黄芪、山药、茯苓用纱布袋装好装入鸽肚，放入冷水 1000mL，文火煮 1 小时，待粥成后，捞出乳鸽，弃去药袋，将鸽肉切成小块，重新与粥混合，即可食用，每日 2 次，连服 1 月。

（9）山药薏米粥治哮喘：怀山药 30g，生薏米仁 40g，柿饼 20g，将山药、薏米仁捣碎成粗渣，加适量水，放入砂锅中煮至烂熟，再将柿饼切碎，调入融化，每日服 2 ~ 3 次，每次 1 小碗，连服 2 ~ 3 周。

（10）川贝母雪梨炖猪肺治哮喘：雪梨2只，川贝母10g，猪肺250g，冰糖适量，将雪梨削皮切块，猪肺洗净挤去泡沫后切块并与贝母一起放入锅中，加入清水和冰糖少量，小火煮3小时，连服7日；适用于兼痰热，表现为咳喘无力、痰稠难咳、口干舌红的哮喘患者。

（11）银耳燕窝汤治哮喘：燕窝5g，银耳10g，冰糖15g，将银耳、燕窝分别用温水泡发，洗净，与冰糖加清水100mL，用中火煮1小时，以银耳烂熟为度，每天服用2次，连服15天为一疗程。

（12）猪脚豆芽菜治哮喘：猪脚250g，黄豆芽300g，八角3粒，精盐、味精少许。将猪脚洗净，剁成块放入砂锅，注入清水1200mL，放入八角，用大火煮开后再用文火煮3小时，投入黄豆芽，再煮30分钟起锅放入调料，连汤带肉一起食用，每日服2次，可连续服用2月。

（13）蒜醋鲤鱼治哮喘：鲤鱼1条去鳞、鳃和内脏，洗净切块，先用素油煎至焦黄，洒酱油少许，加糖和料酒适量，加水炖烂，收汁后加姜蒜、韭菜末和醋少许食之。

（14）蜜饯双仁治哮喘：炒甜杏仁250g，水煮1小时，加核桃仁250g收汁，将干锅时加蜂蜜500g拌匀煮沸即可。

（15）糖水白果治哮喘：白果仁50g，小火炒熟，用刀拍破果皮，去外壳及外衣，清水洗净切成小丁，锅洗净，入清水1碗，投入白果，上旺火，烧沸后转小火焖煮片刻，入白糖50g，烧一沸滚，入糖桂花少许，即可食用。

二、既病期

◎哮喘的先兆有哪些

哮喘多表现为打喷嚏、鼻眼痒、流涕。初发时有胸闷、气促、咳嗽、咳痰等，发作高潮时可出现窒息感，常被迫坐位呼吸，不能平卧，头向前仰，两肩耸起，呼吸时，呼气长、吸气短。患者面色青灰暗，唇青紫，四肢厥冷，全身出汗，脉细弱，听诊肺部可闻及哮鸣音，合并感染时可闻及啰音。

◎ 怀疑得了哮喘需要做哪些检查

（1）呼吸功能检查：包括通气功能检测、支气管激发试验、支气管舒张试验、PET 及其变异率的测定，以测定通气功能、气道反应性及气流受限的可逆性，有助于支气管哮喘的确诊。

（2）动脉血气分析：判断支气管哮喘的病情严重程度。

（3）胸部 X 线检查：可发现肺不张、气胸、纵隔气肿等并发症的存在，缓解期多无明显异常。

（4）痰液检查：可见较多嗜酸性粒细胞，有助于发现病原菌并指导治疗。

（5）特异性变应原的检测：包括特异性 IgE 的测定及皮肤变应原测试。

◎ 哮喘，西医怎么治

目前，西医尚无特殊治疗方法。对发病有确切诱因，如有过敏原接触或其他非特异性刺激因素的患者，应立即脱离过敏原的接触。急性发作期应用支气管舒张剂，以迅速缓解支气管痉挛，纠正缺氧；应用抗感染药，以控制气道炎症；有呼吸道感染者，则应选择较强的抗生素；另外，还应注意维持水电解质平衡、纠正酸碱平衡、纠正呼吸衰竭等。及时处理严重气胸，机械通气应在胸腔引流气体条件下进行。如病情恶化缺氧不能纠正时，应进行无创或有创机械通气。

缓解期控制气道炎症首选吸入糖皮质激素。值得注意的是，吸入治疗一定要遵循长期、持续、规范、个体化的治疗原则，切不可自行减量或停药。另外，口服孟鲁斯特、酮替芬等对于预防哮喘发作也有一定的疗效。

◎ 中医辨证论治

哮病因宿痰内伏于肺，复感外邪、饮食、情志、劳倦等诱因，诱动内伏之宿痰，致痰阻气道、肺气上逆、气道挛急而发病，临床具有起病急骤、时发时止、反复发作的特点。哮病的病理因素以痰为主，痰的产生主要由于肺不布津，脾失健运，肾不主水，以致津液凝聚成痰，伏藏于肺，遇各种诱因而引发。严重者因肺不能主治节调理心血的运行，命门之火不能上济于心，致心阳同时受累，发生喘脱危候。

1. 发作期

（1）寒哮

证候：呼吸急促，喉中哮鸣有声，胸膈满闷如塞，咳不甚，咳吐不爽，痰稀薄色白，面色晦暗带青，口不渴或渴喜热饮，天冷或受寒易发，形寒畏冷，初起多兼恶寒发热、头痛等。舌苔白滑，脉弦紧或浮紧。

治法：温肺散寒，化痰平喘。

方药：射干麻黄汤加减。

（2）热哮

证候：气粗息涌，咳呛阵作，喉中哮鸣，胸高胁胀，烦闷不安，汗出口渴喜饮，面赤口渴，咳痰色黄或色白，黏浊稠厚，咳吐不利，不恶寒。舌质红苔黄腻，脉滑数或弦滑。

治法：清热宣肺，化痰定喘。

方药：定喘汤加减。

2. 缓解期

（1）肺虚

证候：喘促气短，语声低微，面色㿠白，自汗畏风，咳痰清稀色白，多因气候变化而诱发，发前喷嚏频作，鼻塞流清涕。舌淡苔白，脉细弱或虚大。

治法：补肺固卫。

方药：玉屏风散加味。

（2）脾虚

证候：倦怠无力，食少便溏，面色萎黄无华，痰多而黏，咳吐不爽，胸脘满闷，恶心纳呆，或食油腻易腹泻，每因饮食不当而诱发。舌质淡苔白滑或腻，脉细弱。

治法：健脾化痰。

方药：六君子汤加味。

（3）肾虚

证候：平素息促气短，呼多吸少，动则尤甚，形瘦神疲心悸，腰酸腿软，脑转耳鸣，劳累后哮喘易发，或面色苍白，畏寒肢冷，自汗，舌淡苔白，质胖嫩，脉沉细；或颧红，烦热，汗出黏手，舌红少苔，脉细数。

治法：补肾纳气。

方药：金匮肾气丸或七味都气丸加减。

◎ 防治小偏方

（1）人参1.5g，蛤蚧1对（炙），杏仁30g，川贝母30g，紫河车30g，共研细末；每次服3g，每日2～3次。

（2）地龙焙干，研粉，装入胶囊；每次服3～5粒；用于热哮。

（3）僵蚕5条，浸姜，晒干，瓦上焙脆，和入细茶适量，共研末，开水送服。

（4）紫河车粉60g，蛤蚧粉45g，地龙粉25g，五味子24g，做成1g蜜丸或水丸；每次服5丸，每日2次；以固其本，减少发作。

（5）黄芪30g，怀山药30g，茯苓30g，乳鸽1只。将四物共放炖盅内，加水200mL，隔水炖2小时，加入盐、味精调味；每隔3天服食1次，可常服；适用于肺气虚型支气管哮喘。

（6）罗汉果半个，柿饼2～3个，冰糖少许。将罗汉果洗净，与柿饼一起加清水2碗半煎至1碗半，加冰糖少许调味，去渣，每日分3次饮用。本方清热、去痰火、止咳喘。

（7）川贝母、生石膏、橘红茶30g，杏仁20g，前胡15g，生甘草10g，雪梨6个，冬瓜条100g，冰糖150g，白矾适量。先将石膏、杏仁、前胡、甘草共煎取汁 1 小碗，待用；将冬瓜条切成黄豆大颗粒，贝母打碎，橘红研成粉，雪梨削皮捣烂调入白矾水，入冬瓜粒、冰糖、贝母、橘红粉，再倒入药汁，共盛一大碗内和匀，置于蒸锅中隔水蒸约 50 分钟，合成黏稠膏状即成，分次酌量食用。本方清热、止咳、平喘，适用于热性哮喘者。

（8）蚯蚓 100g，桑白皮 150g。将蚯蚓炒成焦黄色，共研成末，每服 5g，日服 2 次，忌食辛辣食物。本方适用于痰黄而黏的哮喘者。

（9）炙麻黄 9g，钩藤 15g，葶苈子 9g，乌梅 6g，蝉衣 9g，石韦 30g，甘草 3 ~ 15g，水煎服，日分 2 次服。

（10）萝卜 1000g，半夏、茯苓、陈皮、白术各 10g，白糖适量。萝卜洗净，刮细丝，与四药同入锅中，加水煎煮半小时，滤出汤汁，另置小火煎熬至较稠时入白糖，待成膏状停火置冷，每次 1 ~ 2 匙，日 3 次，沸水冲服。本方适用于中焦痰湿，食少、咳喘者。

（11）薏苡仁 30g，杏仁 10g，冰糖少许。将薏苡仁煮粥，待半熟时，加入杏仁，文火煮至熟，加冰糖，早晚食用。本方适用于咳嗽痰多之喘证。

（12）粳米 100g，灵芝、核桃仁各 20g，精盐 2g。将灵芝洗净切成 3 块，米洗净，核桃仁用开水泡 10 分钟，剥去种衣；砂锅置火上，注入清水 1000mL，下米、灵芝、核桃仁，烧开后，小火煮至米汤烂稠，表面浮有粥油时，放入精盐调味。本方适用于肺肾虚之咳喘。

（13）炙麻黄、杏仁、炒苏子、莱菔子、半夏各 10g，化橘红 12g，茯苓 15g，白芥子、茶叶、诃子各 6g，甘草 5g。水煎服，每日 1 剂，日服 2 次；病情较重者，每日 1.5 剂，日服 3 次。本方为著名老中医焦树德治疗哮喘经验方，适用于肺脾两虚所致哮喘者。

（14）麻黄 9g，桂枝 9g，半夏 9g，细辛 6g，五味子 9g，干姜 6g，白芍 9g，甘草 6g，生石膏 30g。水煎服，每日 1 剂，分 2 次服。本方适用于喘息不能平卧者。

（15）射干 9g，麻黄 9g，半夏 9g，紫菀 9g，细辛 3g，生姜 9g。水

煎服，每日 1 剂，分 2 次服完。本方散寒平喘，适用于喉间哮鸣音重，但咳嗽痰不甚多而痰出不爽者。

（16）蜜麻黄 6g，苦杏仁 9g，炙甘草 3g，苏子 10g，白芥子 6g，葶苈子（布包）6g，蜜款冬 6g，蜜橘红 5g，茯苓 10g，清半夏 6g。水煎服，每日 1 剂，分 2 次服。

（17）熟地黄 30g，淫羊藿 20g，当归 10g，麻黄 6g，紫石英 30g，肉桂 3g，白芥子 6g，鹿角片 20g，五味子 4g，桃仁 10g，皂角 3g。每日 1 剂，水煎分温 2 服。

（18）地龙 2 条，蛤蚧 1 对，人参 3g，猪瘦肉 50g。地龙洗净去泥沙，蛤蚧洗净切块，人参切片，瘦肉切块。以上原料放入炖盅，加肉汤适量，隔水炖熟后饮汤吃肉。人参培元补气，蛤蚧补肺定喘，地龙平喘，适用于肺肾两虚型哮喘的治疗。

家庭必备小药箱

（1）补肾防喘片

功效：温阳补肾，补肺益气；适用于预防和治疗支气管哮喘的季节性发作。

用法：每年自哮喘习惯性发作前 1～3 个月开始口服，每次 4～6 片，每日 3 次，3 个月为一疗程。

（2）百合固金丸

功效：养阴润肺，化痰止咳；适用于肺肾阴虚喘咳者。

用法：口服，每次 1 丸，每日 2 次。

（3）河车大造丸

功效：滋阴清热，补肾益肺；适用于哮喘肾阴阳两虚者。

用法：口服，每次 9g，每日 2 次。

◉ 中医其他特色疗法

1. 药浴

（1）发作期

药方：麻黄 20g，半夏 20g，桂枝 10g，细辛 6g，甘草 10g，辛夷 15g，杏仁 20g，生姜 4 片。

用法：将上述药加清水 2000mL，煎煮，取汁 1000mL，待药液温后，一半擦洗后背，另一半泡脚，药浴温度保持在 40℃左右，每次泡 30 分钟，每日 1 次，3 次为一疗程。

（2）缓解期

药方：党参 20g，白茯苓 15g，陈皮 15g，枸杞子 25g，炙甘草 15g，炙黄芪 25g，北杜仲 15g，乌枣 5 枚，麦冬 25g，熟地黄 25g，当归 15g，川牛膝 15g。

用法：将上述药水煎去渣取液 2000mL，分为 5 份，每份再加清水 2500mL，浸泡双下肢，药浴温度保持在 43℃，煎药浸泡双下肢，每次 30 分钟，每日 1 次，1 份药液可用 4 ~ 5 天，但每次用完后注意低温冷藏（不要冰冻），20 天为一疗程。

2. 自我刮痧贴敷法

先用温水清洗干净患者背部和喉部皮肤，然后找到双侧的定喘穴、肺俞穴、脾俞穴、肾俞穴及前面的天突穴。用洗净的 1 元硬币，蘸姜汁刮拭以上几个穴位，每穴刮 10 下左右，刮一下蘸一下姜汁，以穴位皮部微红或出痧为度。此后，切 9 片生姜片，每个穴位敷上 1 片，再用胶布将姜片固定于皮肤，2 小时以后揭下。在每年的"三伏天"和"三九天"，每伏和每九的第一天刮完贴 1 次即可，每年共贴 6 次。

3. 冬病夏治三伏贴

白芥子、延胡索、甘遂、细辛各等分，共研细末，加生姜汁调和，做成 1 分硬币大小的药饼。取肺俞、膻中、天突、大椎穴敷贴，2 ~ 4 小时揭去。每年夏天初伏、中伏、末伏各 1 次，连贴 3 年。

温馨提示：①不满 1 岁的小儿、孕妇、恶性肿瘤患者、严重糖尿病患者、高敏体质人群、结核患者均不宜贴敷；②贴敷以后不宜马上洗澡，且不要在局部用力搓；③适当使用电扇和空调，不曝晒，注意休息；④不宜进食生冷海鲜鱼虾或辛辣香燥之品，如花椒、茴香、八角等香料；⑤有感染性疾病者宜病愈后再贴；如果贴敷期间出现皮肤起泡或过敏现象要及时到医院就诊。

第七节 支气管扩张

◎ 教您了解支气管扩张

支气管扩张是一种较常见的慢性气道疾病，多见于儿童及青年，多由于气管、支气管及其周围肺组织存在持续性慢性炎症，使得中等大小（直径大于 2mm）的一支或多支支气管管壁破坏而产生的持久性的扩张。本病与中医学肺络张相类似，归属于中医学咳嗽、咯血等病证范畴。

支气管扩张患者的主要症状为持续或反复的咳嗽、咳痰或咳脓痰。无明显诱因者常隐匿起病，无症状或症状轻微。呼吸困难和喘息常提示有广泛的支气管扩张或有潜在的慢性阻塞性肺疾病。随着感染加重，患者可出现痰量增多和发热，可仅为支气管感染加重，也可为病变累及周围肺实质出现肺炎所致。当支气管扩张伴急性感染时，患者可表现为咳嗽、咳脓痰伴随肺炎。50% ~ 70% 的病例可发生咯血，大出血常为小动脉被侵蚀或增生的血管被破坏所致。气道内有较多分泌物时，体检可闻及湿啰音和干啰音。病变严重尤其是伴有慢性缺氧、肺源性心脏病和右心衰竭的患者可出现杵状指。

◉ 哪些原因可以引起支气管扩张

（1）感染：感染是引起支气管扩张最常见的原因。肺结核、百日咳、腺病毒肺炎可继发支气管扩张。曲霉菌和支原体及可以引起慢性坏死性支气管肺炎的病原体也可继发支气管扩张。

（2）先天性和遗传性疾病：引起支气管扩张最常见的遗传性疾病是囊性纤维化；另外，马凡综合征也可引起支气管扩张。

（3）纤毛异常：纤毛结构和功能异常是支气管扩张的重要原因。吉兰巴雷综合征表现为三联征，即内脏转位、鼻窦炎和支气管扩张。本病伴有纤毛功能异常。

（4）免疫缺陷：一种或多种免疫球蛋白的缺陷可引起支气管扩张，一个或多个 IgG 亚类缺乏通常伴有反复呼吸道感染，可造成支气管扩张。IgA 缺陷不常伴有支气管扩张，但它可与 IgG2 亚类缺陷共存，引起肺部反复化脓感染和支气管扩张。

（5）异物吸入：异物在气道内长期存在可导致慢性阻塞和炎症，继发支气管扩张。

◉ 中医是如何认识支气管扩张的

中医学认为，本病是由素体正气不足、复感外邪所致，或因脾肺气虚，津液不得转运输布，致使痰湿内蕴，阻遏气道而发病。

1. 外邪侵袭

外邪入侵，以风寒、风热之邪为主。寒邪郁肺，化热生火，或感风热之邪，均可灼伤肺络，蒸液为痰，痰阻气道，致肺气上逆而出现咳嗽、咳大量脓痰和（或）咯血。

2. 正气不足

先天禀赋不足或肺脾两虚。脾虚失运，水湿聚而为痰，上干于肺；肺虚卫外不固，易感外邪，肺宣发失司，气不布津，又因祛邪无力，迁延日

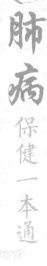

久而致本病。

3. 痰瘀互结

肺脾亏虚，生成痰湿，加之久病入络，致血脉瘀阻，痰瘀互结，导致本病迁延不愈。晚期易见变证迭起，出现气喘、虚劳等证。

本病病位在肺，而痰湿、火热、瘀血是主要病理因素。

一、未病期

支气管扩张的预防主要包括以下几个方面：

1. 控制感染

本病的预防应彻底治疗呼吸道疾病，如小儿麻疹、百日咳、支气管肺炎等；在幼年时期应积极防治麻疹、百日咳、支气管肺炎等疾病，并做好传染病的预防接种，以防止支气管腔受损而发展成为支气管扩张。

2. 戒除烟酒

香烟在燃烧后产生的有害物质吸入人体可直接刺激气道，引起呼吸道炎症及痉挛，加重通气阻碍。酒能扩张外周血管，并能增快心跳，加大耗氧量，加重肺的供氧负担。所以，支气管扩张的患者应坚决戒除烟酒。

3. 坚持锻炼，持之以恒

每天早晨起床宜外出锻炼 1 小时左右，如跑步、散步、打太极拳等；做深呼吸锻炼，每天坚持做 50 次，并配合简单的徒手操。做深呼吸时要注意：用鼻慢慢地吸气，憋气 1 ~ 2 秒，然后缓缓地用嘴呼出，速度要慢。一吸一呼为 1 次，每次的时间应尽可能长一些，通过掌握呼吸方式，达到改善换气、增强呼吸肌的力度，以舒畅情志、流通血脉、舒筋健骨、增强体质。

4. 避免诱因

支气管扩张是一种支气管慢性化脓性疾病，属于中医学咳嗽、咯血、肺痈的范畴。要想预防支气管扩张，首当其冲就要避免可能诱发的因素，如肺结核、肺炎、支气管炎症等疾病都是有可能导致该病发生的；另外，婴幼儿麻疹合并肺炎也可导致该病。

二、既病期

◎ 临床表现

1. 慢性咳嗽、大量脓痰

患者出现慢性咳嗽、大量脓痰与体位改变有关，这是由于支气管扩张部位分泌物积储，改变体位时分泌物刺激支气管黏膜引起咳嗽和排痰。咳痰在晨起、傍晚和就寝时最多，每天可达 100 ~ 400mL。咳痰通畅时患者自感轻松；痰液引流不畅，则感胸闷，全身症状亦明显加重。其严重度可用痰量估计：轻度，每日痰量约 150mL；急性感染发作时，黄绿色脓痰量每日可达数百毫升。感染时将痰液收集于玻璃瓶中，静置后出现分层的特征：上层为泡沫，下悬脓性成分，中层为浑浊黏液，下层为坏死组织沉淀物。

引起感染的常见病原体为铜绿假单胞菌、金黄色葡萄球菌、流感嗜血杆菌、肺炎链球菌和卡他莫拉菌。

2. 反复咯血

50% ~ 70% 的支气管扩张患者有不同程度的咯血，从痰中带血至大量咯血，咯血量与病情严重程度、病变范围有关。部分患者以反复咯血为唯一症状，临床上称为干性支气管扩张，其病变多位于引流良好的上叶支气管。

（3）反复肺部感染

其特点是同一肺段反复发生肺炎并迁延不愈。这是由于扩张的支气管清除分泌物的功能丧失，引流差，易于反复发生感染。

（4）慢性感染中毒症状

如反复感染，可出现发热、乏力、食欲减退、消瘦、贫血等，儿童可影响发育。

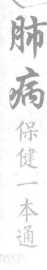
◎ 鉴别诊断

1. 慢性支气管炎

慢性支气管炎者多发生在中年以上患者，在气候多变的冬、春季节咳嗽、咳痰明显，多咳白色黏液痰，感染急性发作时可出现脓性痰，但无反复咯血史。听诊双肺可闻及散在干啰音、湿啰音。

2. 肺脓肿

肺脓肿者起病急，有高热、咳大量脓臭痰。X 线检查可见局部浓密炎症阴影，内有空腔液平面。

3. 肺结核

肺结核者常有低热、盗汗、乏力、消瘦等结核毒性症状，干啰音、湿啰音多局限于上肺，X 线胸片和抗结核菌检查可做出诊断。

4. 先天性肺囊肿

先天性肺囊肿者 X 线检查可见多个边界纤细的圆形或椭圆形阴影，壁较薄，周围组织无炎症浸润。胸部 CT 和支气管造影可助诊断。

5. 弥漫性泛细支气管炎

弥漫性泛细支气管炎者可见慢性咳嗽、咳痰、活动时呼吸困难及慢性鼻窦炎，胸片和胸部 CT 显示弥漫分布的小结节影。本病应用大环内酯类抗生素治疗有效。

◎ 怀疑得了支气管扩张需要做哪些检查

（1）X 线胸片：轻症多无异常发现，重症病变区肺纹理增多、增粗、排列紊乱，有时可见支气管呈柱状增粗或呈"轨道征"，典型呈蜂窝状或卷发状阴影，其间夹有液平面的囊区。这是最基本的 X 线检查，有一小部分支扩患者（不到 10%）平片基本正常，但仔细读片可见有些无特异性改变，有时不能做出可靠的判断，需行支气管造影。

支气管扩张好发的部位是双下叶、中叶、左下叶加舌段、右中下叶，因此胸片上改变常局限在这几个部位。

（2）支气管碘油造影：两侧支气管造影可明确诊断，不仅了解扩张的形态，而且明确病变部位及范围；可发现囊状、柱状或囊柱状改变，但是检查过程患者自觉症状极为痛苦，目前已经极少使用。

（3）胸部薄层CT扫描：胸部薄层CT扫描对支气管扩张的诊断准确率高，已基本代替支气管碘油造影，成为诊断支气管扩张的重要依据。

（4）痰细菌学培养：痰细菌学培养对抗生素的合理应用具有指导意义。

（5）纤维支气管镜检查：诊断支气管扩张一般不需行纤维支气管镜检查，但下列几种情况除外：

①为除外异物堵塞所致支扩。年老、体弱、小孩、精神病患者、麻醉及应用镇静药沉睡者等可能吞进异物而不自觉，异物长期存留堵塞支气管可致支扩，取出后或能恢复。

②了解有无支气管内肿物存在。肺癌发病较快，在不长时间中即会发生阻塞性肺炎或肺不张；良性肿瘤、息肉因生长缓慢，可能长期堵塞致扩张。

③脓痰很多，体位引流及药物治疗效果不佳者，纤支镜检查可了解脓痰来源，明确病变部位，确定合适的体位引流位置，并通过吸痰及注入药物（抗生素、支气管扩张剂如麻黄素等）使患者尽快好转，便于手术。

④大咯血者应以支气管动脉栓塞出血部位的血管。如果咯血量太大，栓塞前检查有危险，可以在栓塞完成后检查，此时支气管还残留血迹，可核实栓塞部位是否合适。

⑤支扩术后再咯血或又有较多脓痰者，应检查支气管残端有无肉芽、线头、溃疡等，并了解出血来源，为进一步治疗提供材料。

⑥怀疑有某种特异感染（如霉菌感染），可通过纤支镜取支气管远端分泌物检查。

（6）肺功能及核素检查

肺功能检查：包括通气换气功能及血气检查。内科治疗的患者，重复检查可比较治疗效果，估计预后；如疗效不佳，可考虑外科手术治疗。

核素扫描检查：可了解双侧肺血流灌注情况，对肺部手术切除方式的选择及预测术后情况有帮助。当肺有病变时，肺动脉常有血栓形成，单侧毁损肺动脉可能在总干处阻塞不通，故此时一般选择切除已无血流灌注的肺。

◉ 支气管扩张，西医怎么治

1. 治疗基础疾病

对活动性肺结核伴支气管扩张者应积极抗结核治疗；低免疫球蛋白血症者可用免疫球蛋白替代治疗。

2. 控制感染

出现痰量及其脓性成分增加等急性感染征象者需应用抗生素，可依据痰革兰染色和痰培养指导抗生素应用，但在开始时常需给予经验治疗（如给予氨苄西林、阿莫西林或头孢克洛）。存在铜绿假单胞菌感染时，可选择口服喹诺酮类药物、静脉给予氨基糖苷类药物或口服第三代头孢菌素。对于慢性咳脓痰患者，还可考虑使用疗程更长的抗生素，如口服阿莫西林或吸入氨基糖苷类药物，或间断并规则使用单一抗生素及轮换使用抗生素等。合并过敏性支气管肺曲霉病时，除一般需要应用皮质激素（泼尼松 0.5 ~ 1mg/kg）外，还需要抗真菌药物（如伊曲康唑）联合治疗，疗程较长。

3. 改善气流受限

支气管舒张剂可改善气流受限并帮助清除分泌物，对伴有气道高反应及可逆性气流受限的患者常有明显疗效。

4. 清除气道分泌物

化痰药物及震动、拍背和体位引流等胸部物理治疗均有助于清除气道分泌物。为改善分泌物清除，应强调体位引流和雾化吸入重组脱氧核糖核酸酶，后者可使痰液中的 DNA 迅速水解，并产生继发性蛋白溶解作用，使废液黏度降低，易于咳出。

5. 治疗咯血

对反复咯血的患者，如果咯血量少，可以对症治疗或口服卡巴克洛（安络血）、云南白药；若出血量中等，可静脉给予垂体后叶素或酚妥拉明；若出血量大，经内科治疗无效，可考虑介入栓治疗或手术治疗。

6. 外科治疗

支气管扩张为局限性，经充分内科治疗仍顽固反复发作者，可考虑外科手术切除病变肺组织。如大出血来自增生的支气管动脉，经休息和抗生素等保守治疗不能缓解仍反复大咯血时，病变局限者可考虑外科手术，或采用支气管动脉栓塞术治疗。对于那些采取了所有治疗病情仍得不到缓解的患者可考虑肺移植。

7. 积极预防

可考虑应用肺炎球菌疫苗和流感病毒疫苗预防或减轻急性发作，免疫调节剂对于减轻症状和减少发作有一定帮助。吸烟者应予以戒烟。另外，康复锻炼对于保持肺功能有一定作用。

◎ 中医辨证论治

（1）痰热蕴肺

证候：反复咳嗽，咳吐脓痰，痰中带血或大量咯血，重者有发热，咳脓臭痰，胸痛胸闷，口干苦。舌暗红苔黄腻，脉滑数。

治法：清热化痰，宣肺止咳。

方药：清金化痰汤合苇茎汤加减。常用黄芩、栀子、知母、桑白皮、瓜蒌仁、贝母、麦冬、橘红、茯苓、桔梗、甘草、苇茎、瓜瓣、薏苡仁、桃仁等。

（2）肝火犯肺

证候：咳嗽阵作，反复痰中带血或少量咯血，或大咯血不止，胸胁胀痛，烦躁不安，口干苦，大便干结。舌质红苔薄黄少津，脉弦数。

治法：清肝泻火，凉血止血。

方药：黛蛤散合泻白散加减。常用青黛、蛤壳、桑白皮、地骨皮、粳米、甘草等。

（3）气阴两伤

证候：咳嗽日久，形体消瘦，痰少或干咳，咳声短促无力，痰中带血，血色鲜红，口干咽燥，五心烦热。舌红少津，脉细数。

治法：滋阴养肺，化痰止血。

方药：百合固金汤加味。常用熟地黄、生地黄、归身、白芍、甘草、桔梗、玄参、贝母、麦冬、百合等。

（4）肺脾气虚

证候：患者恢复期，面色无华，少气懒言，纳差，神疲乏力，胸闷气短，咳嗽，痰量较少，或痰中带血。舌暗淡苔白，脉沉细。

治法：补肺健脾，润肺止咳。

方药：补肺汤加减。常用人参、黄芪、熟地黄、五味子、紫菀、桑白皮等。

◎ 常用中成药

（1）鲜竹沥口服液

功效：清热化痰；适用于肺热咳嗽痰多、气喘胸闷等症。

用法：口服，每次 15 ～ 20mL，每日 3 次。

（2）痰咳净散

功效：通窍顺气，化痰镇咳；适用于咳嗽痰多、气促、气喘等症。

用法：口服，每次 6g，每日 3 次。

（3）肺宁胶囊

功效：清热祛痰，镇咳平喘；适用于咳嗽痰多、气喘等症。

用法：口服，每次 2g，每日 3 次。

🏵 日常护理

1. 主动咳痰

支气管扩张患者不能因为痰多不易咳出便放弃，而应主动在呼气时用力咳嗽，并重复数次以利排痰，坚持排痰病情可得恢复。一般方法为先做深呼吸，在呼气时用力咳嗽，重复数次。如痰液已到气管或咽喉部而无力咳出，可用双手压迫下胸部或上腹部，用力咳嗽，直至痰液排出，必要时用吸痰器帮助排痰。

2. 湿化呼吸道

支气管扩张患者应多饮水，水能稀释痰液，利于咳痰，每次少量饮30～50mL，每10～20分钟饮水一次。另外，还需控制室内湿度，使湿度不低于60%。

3. 支气管扩张患者应多吃富含维生素A、维生素C及钙质的食物

含维生素A的食物有润肺、保护气管之功，如猪肝、蛋黄、鱼肝油、胡萝卜、韭菜、南瓜、杏等；含维生素C的食物有抗感染、抗癌、预防感冒的功能，如大枣、柚、番茄；含钙的食物能增强气管抗过敏能力，如猪骨、青菜、豆腐、芝麻酱等。

4. 翻身

支气管扩张患者卧床休息时应尽量勤翻身，每1～2小时翻身一次。痰量多者应每10～20分钟翻身一次。翻身可起到体位引流的作用，但动作要轻，不可用力过猛。翻身时应配合拍背、深呼吸及有效排痰。

5. 咯血的处理

当出现咯血时，若出血量少可以卧床休息，尽量少活动；当出血量大时，患者家属应及时将患者口中的血块及血液抠出，以免发生窒息，并使患者保持头低脚高位，以促进血液的流出，并及时送往医院进行抢救。

6. 保持空气流通

患者居住的地方应保持空气流通，并维持适宜的温、湿度，以避免痰

液滞留。当房间内有异味时,应使用除臭剂、防臭剂。对于病情比较严重的患者,应绝对卧床休息,禁烟,不接触呼吸道感染者。

◉ 功能锻炼

(1)膝胸运动:跪于床上腰弯,前臂屈曲贴于床面,使胸部尽量向下压床,然后抬起胸来再向下压,如此反复抬起、压下20～30次。此法头部位置较低,有利于患者排痰,适于痰多的患者进行锻炼。

(2)揉搓颈部:先将两手掌搓热,然后解开衣领,用手掌在颈部摩擦,直到颈部发热为止,每天2次,可改善颈部和气管的血液供应。

(3)拍打胸部:站在空气新鲜的地方,挺胸抬头做深吸气,用左手拍打右胸,右手拍打左胸,先轻后重,每天2次,有助痰液咳出,以改善肺部的血液循环。

温馨提示:拍打时应呼大于吸,不可用力过猛。

(4)适当的散步:慢走,速度不宜过快,呼吸感到困难时宜停下休息,不宜强度过高。

◉ 饮食宜忌

1. 忌食温热及辛辣刺激食物

支气管扩张中医称肺络张,为痰热阻肺,肺络受伤,络伤血溢所致。痰浊的形成与肺、脾功能失调有关,肺受病后,痰浊在肺常郁积化痰,形成热痰,进一步影响脾,使水液运化障碍,郁积化热,因热而损伤血脉,引起出血。因此,本病患者应忌食羊肉、狗肉、牛肉、鹿肉、公鸡肉、荔枝等温热性食物。

2. 忌食刺激性食物

辣椒、胡椒、蒜、葱、韭菜、生姜等辛辣之品能刺激黏膜充血,助热生火,使痰热更加明显,加剧出血,加重病情。

3. 适宜食物

（1）芦根：其性寒，味甘，具有清肺热之功效。《医学衷中参西录》云："其性凉能清肺热，中空能理肺气，而又味甘多液，更善滋养肺阴。"支气管扩张之人适宜经常选用鲜芦根 150 ~ 250g 煎水代茶。

（2）藕节：具有止血之功效，《本草纲目》云"能止咳血"，也能止吐血。支气管扩张咯血者宜用藕节 5 ~ 10 个煎水喝。

（3）山药：具有补肺润肺化痰之功效，可作为支气管扩张患者常食之品，煨汤做菜均宜。

（4）燕窝：具有养肺阴、润肺燥之功效。支气管扩张患者出现阴虚燥咳咯血者服之最为适宜，或煮粥，或烧汤，或加冰糖蒸食均可。

（5）冬瓜子：具有镇咳祛痰之功效，支气管扩张之痰热咳嗽者，适宜用冬瓜子 15g 加冰糖适量捣烂研细，每日 2 次，开水冲服。

（6）紫菜：其性寒，味甘，具有清肺热、化脓痰之功效，故对支气管扩张咳吐黄脓痰者尤宜。

（7）慈菇：明代医家李时珍认为，慈菇"苦甘，微寒"。《滇南本草》称其能"止咳嗽，痰中带血或咳血"，并介绍了用生慈菇数枚捣烂后同蜂蜜拌匀，饭上蒸熟，趁热服食以治肺虚咯血之法。因此，支气管扩张患者适宜食用慈菇。

（8）荷叶：具有止咯血之功效，适宜支气管扩张之咳嗽咯血者煎水代茶饮；或用干荷叶研为末，每次 5 ~ 6g，每日 3 次，米汤送服。

此外，支气管扩张者还适宜食用白菊花、枸杞头、马兰头、地瓜、黄瓜、绿豆芽、金银花、百合、甘蔗、豆浆、蜂蜜、饴糖、白木耳、柿子、柿霜、北沙参、海松子、花生、梨、罗汉果、枇杷、无花果、荸荠、萝卜、冬瓜、丝瓜、菊花脑、菠菜、莴苣、茼蒿、薄荷、胖大海、蕺菜、海蜇、豆腐、柑、橙、芹菜、茭白、蕹菜、田螺、螺蛳、香蕉、苦瓜、番茄、竹笋、瓠子、菜瓜、海带等食物，以及高蛋白、高热量、高维生素含量的食品，如蛋、鱼、肉和新鲜蔬菜、瓜果等。

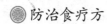

◎ 防治食疗方

（1）百合枇杷膏：新鲜百合3000g，枇杷1000g（去皮、核），蜂蜜300g。百合洗净与枇杷、蜂蜜同置锅内加水拌匀，用文火焖熟，然后用微火炒至不粘手为度，取出冷却。每次2食匙，每日2次，开水冲服。本方适用于咳嗽、咯血鲜红、口干咽燥者。

（2）银耳鲜藕粥：银耳50g，鲜藕500g（去节），糯米50g。藕洗净后绞取其汁，银耳和糯米加水如常法煮粥，粥将稠时加入藕汁，至熟时加入冰糖适量。此方适用于支气管扩张咯血、干咳少痰者。

（3）虎荞汤：虎杖250g，金荞麦100g，猪肺1具，如无猪肺可用猪五花肉代替。将上药加水炖后去药渣，服汤和肺脏，每日2～3次，每剂服3天。为巩固疗效，可将虎杖200g，金荞麦900g，以水煎服2～4周。本方主要用于支气管咯血，一般服2～3剂可止血。急性发作时，需同时行止血治疗。

◎ 防治小偏方

（1）红茶蛋汤：红茶3钱，三七粉3钱，鸡蛋1个。先将红茶放搪瓷杯中上火熬，再滤除茶叶，打入鸡蛋，等鸡蛋煮熟后，放入三七粉，烧开后即可，早上空腹吃蛋喝汤。

（2）鸭梨白萝卜水：白萝卜2两，鸭梨2两。白萝卜、鸭梨一起切碎，加水1碗煮熟，再加适量冰糖食用，每日2次，连用3天，可起清热化痰之效。

（3）黑芝麻冲水：生黑芝麻3钱（约1调羹），冰糖适量。生黑芝麻和冰糖共捣碎开水冲调，早晨空腹服，连服3天可缓解病情。注意避免进食鱼类食物。

（4）银耳鲜藕粥：银耳、糯米各50g，鲜藕500g。将藕去节，洗净后，搅碎榨成藕汁，银耳和糯米加水后一起煮成粥，粥将稠时加入藕汁，煮熟后加入适量冰糖，日常食用；适用于支气管扩张咯血、干咳少痰者。

（5）川贝母杏仁粥：川贝母、杏仁各 10g，百合 20g，粳米 100g，蜂蜜 30g，梨 3 个。将川贝母、杏仁、百合一起捣成碎末，将梨榨成汁后一起放入锅内，加入粳米和水煮成粥，粥将熟时，加入蜂蜜，再煮片刻即可，每日 1 次，空腹服用，10 天为一个疗程。

（6）杏仁炖猪肺：杏仁 60g，猪肺 1 具。猪肺洗净后，切成细片，与杏仁同煮至烂熟，加姜汁、食盐调味日常食用；适用于痰湿蕴肺型支气管扩张，症见咳嗽反复发作、咳声重浊、痰多黏稠或成块、早晨咳甚，伴胸闷、胃部痞满、食少体倦者。

（7）鲜茶：鲜梨 1 个，鲜藕 500g，鲜荷叶 1 张，柿饼 1 个，大枣 10 个，白菜根去心 30g。将鲜梨去核，注意鲜梨不要去皮，藕去节，鲜荷叶、柿饼去蒂，大枣去核，鲜白菜根去心，加水一起煮熟即可，用茶饮服；适用于火热灼肺型支气管扩张，症见喉痒咳嗽、痰中带血或咯血无痰、胁胸胀满、身热烦躁、口干口苦者。

（8）猪肺薏米粥：猪肺 1 叶，生薏苡仁、粳米各 50g。将猪肺洗净切成条状，加生薏苡仁、粳米、水煮成粥，再加蜂蜜适量，早晨空腹代早餐食，每日 1 次，7 天为一疗程。

（9）阿胶粳米粥：以粳米 100g 加水煮粥，粥将熟时，加入捣碎的阿胶 30g，文火炖煮，边煮边搅 3～4 沸，加入红糖适量调味，空腹服食，每日 1 次，半个月为一疗程。方中阿胶具有养血止血作用，粳米补脾益肺，合煮成粥，具有滋阴补虚、养血止血之功效，对支气管扩张之咯血颇为有效。

第八节　原发性支气管肺癌

🉑 教您了解原发性支气管肺癌

原发性支气管肺癌简称肺癌，为起源于支气管黏膜或腺体的恶性肿瘤。

肺癌的发病率为肿瘤的首位，又因为早期诊断不足导致预后较差。

以下情况应高度怀疑为肺癌：

（1）无明显诱因出现持续性刺激性咳嗽2～3周治疗无效的患者，或原有慢性呼吸道疾病，咳嗽性质改变的患者。

（2）原因不明的肺脓肿，抗感染治疗效果不明显的患者，或同一部位反复发作的肺炎，尤其是肺段肺炎的患者，或原因不明的四肢关节疼痛及杵状指（趾）的患者。

（3）短期内持续或反复咯血或痰中带血，并无其他的原因的患者；或无中毒症状的胸腔积液，尤其是呈血性的、不断加重的患者；或原有肺结核病灶已稳定而形态或性质发生改变的患者。

（4）影像学提示局限性肺气肿或段、叶性肺不张的患者，或见孤立性圆形病灶，或单侧性肺门阴影增加的患者等。

◉ 中医是如何认识原发性支气管肺癌的

中医学认为，本病发病主要是由于正气内虚，邪毒外侵，气滞血瘀，痰浊内聚，阻滞于肺，故聚积成瘤块，属于中医学肺积、肺岩等范畴。肺癌患者的主要临床表现是刺激性咳嗽、咳痰带血或咯血、气短或喘鸣、胸痛、发热、体重下降等。

◉ 您了解肺结核与肺癌的关系吗

近年来很多研究表明，肺结核与肺癌的发生有关，其中理论依据包括：①肺结核钙化的淋巴结直接刺激毗邻的支气管而致其恶变，其中大细胞癌、小细胞癌、鳞癌及腺癌均与钙化淋巴结有关。②肺结核可致局部支气管扩张，尤其是囊状支气管扩张。吸烟产生的焦油含致癌物质苯并芘，扩张的支气管可致其滞留其中，引起长期慢性刺激而致癌。③结核的瘢痕可导致瘢痕癌或肺腺癌，外围型肺癌多由瘢痕引起，其中结核性瘢痕引起的占2/3。此外，肺结核的干酪样坏死灶、空洞、纤维化可致瘢痕形成，使正常细胞减少，肺结核细胞免疫力下降，使肺癌发病率上升。而原发性支气管肺癌患者患病后机体免疫力下降，引起结核感染后刺激陈旧性肺结核而导致活动性肺结核。由此可见，肺结核与肺癌发病呈正相关，有时甚至合并而发病，所以肺结核患者一定要定期排查肺癌，以利于疾病早发现、早治疗。

肺结核合并肺癌，为双重疾病时，应在给予抗结核化疗后即予抗肿瘤综合治疗。有研究证明，双重治疗的效果明显好于只对肺结核或肺癌行单一治疗的方法。治疗中应避免使用有骨髓抑制、肝功能损害的抗肿瘤化疗药物，同时应避免或缩短吡嗪酰胺、利福平等可能引起白细胞下降及肝功能损害的抗结核药物，并缩短其应用时间。对于晚期、高龄的患者，在抗结核治疗的同时给予中小剂量的肿瘤化疗药能起到缓解或延迟肿瘤进展的作用。肺结核合并肺癌多以老年人居多，这一类患者免疫力低下，故加强免疫治疗及对症支持、营养等辅助治疗对减少并发症、提高疗效很重要。

一、未病期

原发性支气管肺癌是我国第一大恶性肿瘤，它的发病率及病死率均居于我国癌症首位，临床上常见的包括鳞状上皮细胞癌、腺癌、大细胞癌、类癌、肉瘤样癌和小细胞癌等。一旦患上原发性支气管肺癌，对肺的生理机能是致命的打击。

◎ 易得原发性支气管肺癌的四类人

1. 吸烟者

吸烟是肺癌病死率进行性增高的最主要原因，烟雾中的尼古丁、亚硝胺、苯并芘和少量放射性元素钋等均有致癌作用，易导致鳞状上皮细胞癌、小细胞癌。研究表明，吸烟量越大肺癌患病率越高。吸烟不仅对自己的身体有害，而且会增加身边非吸烟人患病的危险性。

2. 生活在污染环境的人群

空气污染，既包括室内小环境污染，又包括室外大环境污染。室内小环境空气中的煤烟或其不完全燃烧物，以及重工业城市空气中的苯并芘、氧化亚砷及一些放射性致癌物质含量高，这些都是肺癌的致癌因素。

3. 接触职业致癌因子的人群

研究表明，导致肺癌的职业因素主要包括接触砷、铬、石棉、镍、煤焦油、芥子气、三氯甲醚、氯甲甲醚、烟草的加热产物及铀等放射性物质衰变时产生的氡及氡子气、微波辐射和电离辐射等。这些因素都可使肺癌发生率增加。

4. 接触电离辐射的人群

人所接触的电离辐射部分来源于大自然，部分为医疗照射，如 X 线诊断的电离辐射等。长期接触这些电离辐射的人群易导致肺癌。

◉ 原发性支气管肺癌的预防

1. 必须戒烟

吸烟者比不吸烟者原发性支气管肺癌的患病率高了 9 ~ 10 倍，而重度吸烟者甚至可达 10 ~ 25 倍。因此，要降低罹患肺癌的概率，必须戒烟，以远离烟雾中的尼古丁、亚硝胺、苯并芘和放射性元素钋等致癌物质。

2. 加强防护

随着我国国力的不断发展，我国的重工业取得了巨大的成就，但重工业密集的地区空气中的 PM 2.5 含量较高，所以在这些地区生活工作的市民出门宜采取防护措施，如戴口罩等。

3. 加强职业接触中的劳动保护

对工作中长期接触砷、铬、石棉、镍、煤焦油、芥子气、三氯甲醚、氯甲甲醚、烟草的加热产物及铀等放射性物质衰变时产生的氡及氡子气、微波辐射和电离辐射，以及医院放射科的工作人员应该做好劳动保护，且工作时间不宜过长，或实行交替式上班，以控制职业暴露时间和频率。

4. 注意饮食

研究表明，饮食不均衡也会增加肺癌的罹患率，因此，要时常食用一些含有 β 胡萝卜素的水果和蔬菜，如木瓜、芒果、哈密瓜、胡萝卜、菠菜、茼蒿、油菜、西兰花等，以避免肺癌的发生。

（1）生活中可以辅助治疗原发性支气管肺癌的食物

①牛奶：富含维生素 A，维生素 A 能避免上皮组织增殖变性而致过度角化形成鳞片状细胞，继而转化为癌。

②羊肉：性温热，补气滋阴、暖中补虚、开胃健力，其在《本草纲目》中被称为补元阳、益血气的温热补品。羊肉中富含脂肪、维生素、钙、磷、铁等，特别是钙、铁含量高，且胆固醇含量低，是滋补身体的绝好食品。

③鸡蛋：鸡蛋中富含硒元素，硒能刺激机体免疫反应，促进抗体生成，并且鸡蛋中含有较多的维生素 B 和其他微量元素，可以分解和氧化人体内的致癌物质，具有防癌作用。

④南瓜：富含维生素和果胶，果胶有很好的吸附性，能粘结和消除体内细菌毒素和其他有害物质，如重金属中的铅、汞和放射性元素，以起到解毒作用，从而达到抗癌的作用。值得注意的是，南瓜与羊肉相克，《本草纲目》有记载："南瓜不行与羊肉同食，令人气壅。"

⑤胡萝卜：富含 β 胡萝卜素，可转化为维生素 A，从而预防上皮组织癌化，而且胡萝卜中的木质素也能提高机体免疫力，间接消灭癌细胞。

⑥酸枣：新鲜的酸枣中含有大量的维生素 C，能阻断人体亚硝胺的合成，从而达到抗癌的作用。

⑦山楂：内含黄酮类化合物牡荆素是一种抗癌较强的药物，其提取物对抑制癌细胞生长、增殖、浸润、转移均有一定作用。

⑧苹果：苹果中含的多酚及黄酮类天然化学抗氧化物质可以减少肺癌的危险，预防铅中毒。

（2）原发性支气管肺癌患者应远离的食物

①刺激性饮品、食物：酒、咖啡、浓茶及各种辛辣调味品（葱、姜、

蒜、辣椒、胡椒粉、咖喱等）及辛味食品、海鲜（不包括海蜇、海参、海带、牡蛎）。这些食物易刺激癌细胞扩散。

（2）油炸、熏烤及腌制食物：油炸食品在煎炸过焦后可产生致癌物质多环芳烃。另外，油煎饼、煎炸芋角、油条等食物制作过程中使用重复多次的油，高温下也会产生致癌物质。腌制食品中二甲基亚硝酸盐在体内可以转化为致癌物质二甲亚硝酸胺，而亚硝胺类几乎可以引发人体所有脏器的肿瘤。另外，咸蛋、咸菜等同样含有致癌物质，故肺癌患者应远离这些食物。

二、既病期

◎ 原发性支气管肺癌，西医怎么治

原发性支气管肺癌的治疗要根据患者的机体状况、肿瘤的病理类型、侵犯的范围和发展趋向，合理地、有计划地应用现有的治疗手段，以提高治愈率和患者的生活质量。根据肺癌的生物学特点及预后，肺癌分为非小细胞肺癌（包括鳞癌、腺癌、大细胞癌）和小细胞肺癌两大类。非小细胞肺癌与小细胞肺癌的治疗原则不同。非小细胞肺癌治疗原则：① I ~ Ⅲ a 期采用以手术为主的综合治疗。② Ⅲ b 期采用放疗为主的综合治疗。③ Ⅳ 期治疗以化疗为主。小细胞肺癌的治疗原则是以化疗为主，辅以手术和放疗。

1. 手术治疗

局限性肿瘤切除术可取得相当于广泛切除者的疗效，局限性肿瘤切除术一般推荐肺叶切除术。肺段切除和楔形切除等范围更小的手术，一般仅用于外周病变患者或肺功能不良者。

非小细胞肺癌 I 期和 II 期患者应行以治愈为目标的手术切除治疗，对以同侧纵隔淋巴结受累为特征的 Ⅲ 期患者应行原发病灶及受累淋巴结手术切除治疗。鳞癌比腺癌和大细胞癌术后效果好，包膜完整的比穿破者效果好。

小细胞肺癌患者多就诊时已有胸内或远处转移，确诊时 11% ~ 47% 有骨髓转移，14% ~ 51% 有脑转移。此外，尚有潜在性血道、淋巴道微转移

灶。因此，国内主张本病治疗宜先化疗后手术。

2. 化学药物治疗（简称化疗）

小细胞肺癌对于化疗呈高反应性。

对于原发性支气管肺癌，有较多的化疗药物能提高小细胞肺癌的缓解率，如依托泊苷、替尼泊苷、足叶乙苷及异环磷酰胺等，其单药的缓解率为60%～77%；还有洛莫司汀、长春地辛、表柔比星、甲氨蝶呤等也均对小细胞肺癌有效。因此，化疗已成为治疗小细胞肺癌的主要方法，尤其对Ⅳ期小细胞肺癌的治疗价值更大。但是，化疗只杀伤小细胞肺癌，剩下的对化疗不敏感的非小细胞肺癌是复发的原因之一。因此，化疗缓解后局部治疗也很重要。

3. 放射治疗（简称放疗）

放射线对癌细胞具有杀伤作用。癌细胞受照射后，射线可直接作用于DNA分子，引起断裂。射线引起的电离物质又可使癌细胞发生变性，分为根治性和姑息性两种。根治性放疗辅以化疗对于病灶局限者、因解剖原因不方便手术或患者不愿意手术者，可提高疗效。姑息性放疗的目的在于抑制肿瘤的发展、延迟肿瘤扩散和缓解症状，对控制骨髓压迫、上腔静脉压迫综合征和支气管阻塞及脑转移引起的症状有肯定的疗效。放疗对小细胞癌效果较好，其次为鳞癌和腺癌，其放射剂量以腺癌最大，小细胞癌最小。常用的放射线有直线加速器产生的60钴机产生的 γ 四弦和高能 X 线。须注意的是，全身情况不佳，有严重心、肺、肝、肾功能不全者应禁忌此疗法。

4. 生物缓解调解剂治疗

生物缓解调解剂是小细胞肺癌的一种新的治疗手段，如小剂量干扰素（$2*10^6U$）每周 3 次间歇疗法。转移因子、集落刺激因子、左旋咪唑在肺癌的治疗中都能增加机体对化疗、放疗的耐受性，从而提高疗效。

5. 生物靶向治疗

生物靶向治疗是指根据已知肿瘤发生中涉及的异常分子和基因，设计和研制针对特定分子和基因靶点的药物，选择性杀伤肿瘤细胞。如非小细胞肺癌治疗中的 EGFR 受体拮抗剂厄罗替尼、昔妥西单抗等即为此类。

6. 其他局部治疗方法

近年，对肺癌的治疗不断改进，产生了许多新的治疗方法，如经纤支镜用电刀切割瘤体、经支气管动脉或肋间动脉灌注及栓塞治疗、激光烧灼及血卟啉衍生物（HPD）静脉注射后以 Nd：YAG 激光局部照射产生光动力使瘤组织变性坏死等。

◉ 中医辨证论治

（1）气阴两虚

症状：咳嗽，咳声低微，痰或黄或白，痰质黏难咳，或稀滑易咳，咯血鲜红，胸部隐痛，咽干口干，咽痒，心悸恶风，易感冒，耳鸣。舌淡白或红，舌胖大，边有齿痕，脉细滑数。

治法：益气养阴。

方药：沙参麦冬汤加减。药用北沙参、麦冬、枸杞子、陈皮、白花蛇舌草、天花粉、石斛、山豆根、三叶青等。

（2）肺脾两虚

症状：胸闷，乏力，咳嗽气喘，自汗，咽干，脘腹胀满，大便溏泻。舌质红苔薄白，脉沉细无力。

治法：益气健脾，肃肺化痰。

方药：补肺汤加减。药用黄芪、人参、干地黄、茯苓、厚朴、桑白皮、紫菀、橘皮、当归、麦冬、甘草、大枣等。

（3）肺肾两虚

症状：痰少，纳差，颈部肿胀，气逆而喘，端坐呼吸，潮热盗汗，浮肿。舌红苔白，脉沉细。

治法：滋养肺肾，止咳化痰。

方药：百合固金汤加减。药用百合、生地黄、熟地黄、麦冬、玄参、当归、芍药、贝母、桔梗、甘草等。

（4）气滞血瘀

症状：胸膈满闷，面色晦暗，咳嗽咳痰，或咯血，喜太息，神疲乏力，头身困重，唇甲紫绀，腹胀，或隐痛，或刺痛。舌质暗隐紫，脉弦或涩。

治法：行气活血，祛瘀止痛。

方药：血府逐瘀汤加减。药用当归、生地黄、桃仁、红花、枳壳、赤芍、柴胡、甘草、桔梗、川芎、牛膝等。

（5）痰湿壅肺

症状：胸闷，胸痛，痰白，畏寒肢冷，腹胀。舌淡胖，边有齿痕，舌苔白腻，脉滑。

治法：行气祛痰，健脾燥湿。

方药：二陈汤合瓜蒌薤白半夏汤加减。药用瓜蒌、薤白、半夏、陈皮、茯苓、生姜、桔梗、甘草等。

（6）痰热壅肺

症状：胸部隐痛，痰黏稠难咳，喘息，纳少，口干咽燥，发热，咳嗽，咯血，昏厥。舌红苔黄，脉弦滑数。

治法：清热解毒，化痰开窍。

方药：葶苈大枣泻肺汤合安宫牛黄丸加减。药用葶苈子、桑白皮、山药、黄芩、重楼、山慈菇、牛黄、郁金、犀角、黄连、朱砂、梅片、麝香、珍珠、栀子、雄黄等。

◉ 家庭必备小药箱

（1）芪珍胶囊

主要药物方药：黄芪、珍珠、三七、大青叶、重楼等。

主要功效：益气化瘀，清热解毒。

适用患者：神疲乏力，汗出气短，面色萎黄或黧黑，咳痰无力或咳痰带血，或口干咽燥，吞咽困难，腹胀纳少，或心悸心烦，夜寐不宁或失眠，胸脘疼痛，恶心呕吐，发热，舌苔白或白腻，或舌红有瘀点，或舌紫暗，脉

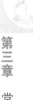

细弱，脉弦细或弦数等，辨证属于气虚血瘀或瘀阻化热型的肺癌。

（2）西黄丸

主要药物方药：由牛黄、麝香、醋制乳香、醋制没药等。

主要功效：清热解毒，消肿散结。

适用患者：胸膈满闷，面色晦暗，发热，咳嗽或咳痰，咯血，或隐痛，或刺痛，舌质暗隐紫，或舌红苔黄，脉弦或涩等。辨证为热毒壅结型的肺癌，常联合化疗治疗运用。

中医其他特色疗法

（1）毫针：针刺百会、内关、胸区、风门、肺俞、定喘及丰隆穴，有助于治疗原发性支气管肺癌咳嗽、咯血等症状。

（2）穴位注射法：以 20% ~ 50% 紫河车注射液 14 ~ 16mL 分注于足三里和大椎穴，每日或隔日连续治疗，15 次为一疗程，休息 3 ~ 5 日再开始下一疗程。

（3）隔姜艾柱灸治疗：隔姜艾柱灸足三里、三阴交、大椎、膈俞、脾俞等穴可使患者食欲增加，精神状态好转（图 3-13）。

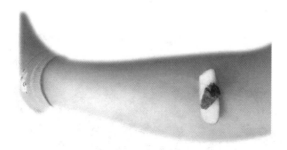

图 3-13　隔姜艾柱灸治疗

（4）中药外敷：以姜黄、大黄等制成四黄水蜜，每日 1 贴外敷痛处，可治疗轻、中度骨转移癌性疼痛。

（5）中药涂搽：生川乌、生草乌等酒浸成四生搽剂，每日涂搽 1 次，外搽于痛处，可治疗轻、中度骨转移癌性疼痛和其他轻、中度癌性疼痛（图 3-14）。

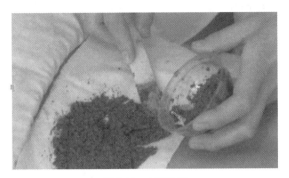

图 3-14 中药涂搽

◎ 原发性支气管肺癌患者小贴士

（1）肺脾两虚型肺癌患者如出现腹胀、便溏可按医嘱针刺足三里、合谷、内关等穴位，以减轻症状，饮食上宜进食润肺止咳、健脾消滞之品，如莲子红枣汤、百合粥等，中药宜温服，并注意休息，少活动。

（2）肺肾两虚型肺癌患者，饮食宜清淡且营养丰富的食品，如圆肉炖虫草汤等；忌辛辣肥厚食物，如烧烤等。胸闷气喘患者应取半卧位，并以梨汁、陈皮汁等滋养津液，多吃少餐。另外，还需保持室内温度适宜，以免出汗过多耗伤津液。必要时可遵医嘱温灸，取穴关元、气海、中极、肺俞、肾俞等穴位以补肾纳气。中药宜温服。

（3）痰热壅肺型肺癌患者，如果痰黏难咳者应取适当体位，并给予化痰消炎的药物雾化吸入，适当叩背，尽量将痰排出，以保持呼吸道通畅，注意饮食调养，宜食清热化痰食品，如青红萝卜猪肺汤、肉汤等。中药宜凉服。

◎ 防治食疗方

（1）黄芪鳝鱼汤

食物原料：黄芪 30g，新鲜山药 120g，鳝鱼 1 条（60g），生姜 3 片。

制法：黄芪、生姜、山药洗净，鳝鱼清除肠杂，洗净，斩件，加水1000mL，将水煮开，放入全部原料，武火煮滚后，改文火煲 1 个小时，加葱花及食盐少许，取汤，食肉，化疗前3天开始服用，每日2次，至化疗后1周为一个疗程。

功用：补气养血，健脾和胃。对于气血不足、面色萎黄、消瘦乏力者有辅助疗效。

食物功效：黄芪具有益卫固表、补中益气、托毒生肌及利水消肿的功效。现代药理学研究表明，黄芪能增强网状内皮系统的吞噬功能，使血白细胞及多核白细胞数量显著增加，使巨噬细胞吞噬率及吞噬指数显著上升，对体液免疫、细胞免疫均有促进作用；山药具有健脾和胃的功效；鳝鱼是一种高蛋白、低脂肪的滋补性食物，其性温，味甘，入肝、脾、肾经，具有补中益气、养血固脱等功效，鳝鱼不仅味道鲜美，也有助于升高白细胞。

（2）核桃枝煮鸡蛋

食物原料：鸡蛋3个，核桃青壳80g，核桃仁20g。

制法：将核桃青壳清水洗净，然后切成2～3cm大小的长条，和鸡蛋放入清水中，文火慢慢煮熬3个小时，滤出汁液，取出鸡蛋，食汁吃蛋。

功用：补益肺肾。

食物功效：核桃青壳含核桃醌、氢化胡桃醌、β－葡萄糖苷、鞣质、没食子酸等。核桃醌具有抗出血的生物活性，与核桃醌共存的还有几种还原衍生物，都具有抗菌生物活性，可治疗肿瘤、血崩、乳痈、疥癣及疮疡等，有消肿止痒作用。核桃壳还可作为生产活性炭的原料；核桃仁有补气养血、润燥化痰、温肺润肠、散肿消毒等功能；鸡蛋也可分解和氧化人体内的致癌物质，具有防癌作用。

（3）柏地粥

食物原料：石上柏70g，鲜生地黄35g，生薏苡仁35g，大枣6枚。

制法：先将石上柏、鲜生地黄用布包，生薏米浸透心，与大枣同入锅，加水同煮成稀粥，加盐或糖调味。

功用：清热解毒，凉血活血。

食物功效：石上柏味甘，性平，具有清热解毒、抗癌、止血的功效；

鲜生地黄味甘、微苦，性寒，有清热、凉血、生津的功效；生薏苡仁具有健脾、补肺、清热、利湿的功效，正如《本草纲目》记载薏苡仁"健脾益胃，补肺清热，祛风胜湿"，《药性论》又载薏苡仁具有"主肺痿肺气，吐脓血，咳嗽涕唾上气"的功效；再加大枣调和诸药，提升口味，四药同用，具有清热解毒、凉血活血、抗癌的功效。

（4）冬虫夏草鸭

食物原料：绿头雄鸭1只，冬虫夏草30g。

制法：鸭去毛、内脏，洗净入锅，放黄酒、调料、水、炖至半熟，再加冬虫夏草后炖熟食用。

功用：滋肺益肾，利水消肿。

食物功效：冬虫夏草入肺、肾二经，具有补肺益肾、止血化痰的功效，冬虫夏草提取物在体外具有明确的抑制、杀伤肿瘤细胞的作用，其中所含虫草素是发挥抗肿瘤作用的主要成分；绿头雄鸭性味甘、咸，微寒，具有滋阴养胃、利水消肿的功效。

（5）雪梨鱼腥草

食物原料：雪梨300g，鱼腥草60g，糖适量。

制法：生梨洗净、去核、切片，鱼腥草洗净加水800mL煮沸后，再文火煮半小时，弃药渣，放入切好的雪梨，文火煮熟至梨烂后食用。

功用：宣肺散结，解毒消肿。

食物功效：雪梨味甘，性凉，具有生津止渴、化痰止咳、清热降火、润肺去燥、养血生肌的功效；鱼腥草味辛，性微凉，具有宣肺散结、清热解毒、消痈肿的功效。

（6）瓜蒌饼

主要材料：瓜蒌120g，白面200g，白糖60g。

做法：瓜蒌去籽入锅加水，加糖，文火炖烂，拌成馅，将面加酵母、水，发酵好后制饼烤熟。

效用：润肺，清热化痰，宽中散结，消肿排痈。

（7）白果枣粥

主要材料：白果 30g，红枣 20 枚，糯米 300g。

做法：将白果、红枣、糯米洗净后放入砂锅同煮为粥即成。

效用：解毒消肿，养胃扶正。

（8）荸荠杏仁羹

主要材料：荸荠 30g，苦杏仁 10g，藕粉 100g，冰糖 30g。

做法：将荸荠、苦杏仁放入锅中，加入藕粉和冰糖煮成羹即可食用。

效用：平喘润肠，祛痰止咳。

◎ 教您两套养肺吐纳呼吸法

（1）夏末秋初，宜行"呬"字吐纳法润肺补气。

动作：两手从小腹前抬起，逐渐转掌心向上，至两乳平，两臂外旋，翻转手心向外成立掌，拇指尖对喉，然后左右展臂宽胸推掌如鸟张翼。翻掌同时开始读"呬"字，呼气尽，随吸气之势两臂自然下落垂于体侧，重复 6 次以调息。

呼吸法：采用顺腹式呼吸，先呼后吸。呼气时读字，同时提肛，重心自然后移至足跟，注意不要有憋气感。吸气时，两唇轻合，舌抵上腭，全身放松，空气自然吸入，小腹部自然隆起。气吐尽则胸腹空。

该吐纳法具有养肺润肺和增补肺气的功效，对于预防呼吸道疾病非常有效。操作时宜柔和、舒展、自然，切忌用力，动作频率要与自身呼吸频率相吻合。

（2）霜降前，寒露后，昼暖夜凉，刚起床或临睡前宜平躺于床上做腹式呼吸，缓慢地深吸气后再吐气，反复 30 次。也可于晚餐后 2 小时，先慢走 10 分钟，然后站立，两目平视，两足分开与肩平，全身放松，两手掌重叠放在脐下 3cm 处，重复做上述的腹式呼吸。